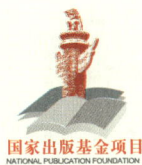

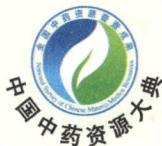

国家出版基金项目
NATIONAL PUBLICATION FOUNDATION

中国中药资源大典

中国中药资源大典
——中药材系列

中药材生产加工适宜技术丛书
中药材产业扶贫计划

党参生产加工适宜技术

总 主 编　黄璐琦
主　　编　滕训辉　刘根喜
副 主 编　朱田田　晋　玲　乔永刚

中国医药科技出版社

内容提要

《中药材生产加工适宜技术丛书》以全国第四次中药资源普查工作为抓手，系统整理我国中药材栽培加工的传统及特色技术，旨在科学指导、普及中药材种植及产地加工，规范中药材种植产业。本书为党参生产加工适宜技术，包括：概述、党参药用资源、党参栽培技术、党参特色适宜技术、党参药材质量评价、党参现代医药研究、党参中药性能与应用等内容。本书适合中药种植户及中药材生产加工企业参考使用。

图书在版编目（CIP）数据

党参生产加工适宜技术 / 滕训辉，刘根喜主编 . — 北京：中国医药科技出版社，2017.11

（中国中药资源大典 . 中药材系列 . 中药材生产加工适宜技术丛书）

ISBN 978-7-5067-9572-2

Ⅰ . ①党… Ⅱ . ①滕… ②刘… Ⅲ . ①党参—中药加工 Ⅳ . ① R282.71

中国版本图书馆 CIP 数据核字（2017）第 213260 号

美术编辑 陈君杞
版式设计 锋尚设计

出版　中国医药科技出版社
地址　北京市海淀区文慧园北路甲 22 号
邮编　100082
电话　发行：010-62227427　邮购：010-62236938
网址　www.cmstp.com
规格　710×1000mm　¹⁄₁₆
印张　14¹⁄₄
字数　135 千字
版次　2017 年 11 月第 1 版
印次　2017 年 11 月第 1 次印刷
印刷　北京盛通印刷股份有限公司
经销　全国各地新华书店
书号　ISBN 978-7-5067-9572-2
定价　28.00 元

中药材生产加工适宜技术丛书
—— 编委会 ——

序

  我国是最早开始药用植物人工栽培的国家，中药材使用栽培历史悠久。目前，中药材生产技术较为成熟的品种有200余种。我国劳动人民在长期实践中积累了丰富的中药种植管理经验，形成了一系列实用、有特色的栽培加工方法。这些源于民间、简单实用的中药材生产加工适宜技术，被药农广泛接受。这些技术多为实践中的有效经验，经过长期实践，兼具经济性和可操作性，也带有鲜明的地方特色，是中药资源发展的宝贵财富和有力支撑。

  基层中药材生产加工适宜技术也存在技术水平、操作规范、生产效果参差不齐问题，研究基础也较薄弱；受限于信息渠道相对闭塞，技术交流和推广不广泛，效率和效益也不很高。这些问题导致许多中药材生产加工技术只在较小范围内使用，不利于价值发挥，也不利于技术提升。因此，中药材生产加工适宜技术的收集、汇总工作显得更加重要，并且需要搭建沟通、传播平台，引入科研力量，结合现代科学技术手段，开展适宜技术研究论证与开发升级，在此基础上进行推广，使其优势技术得到充分的发挥与应用。

  《中药材生产加工适宜技术》系列丛书正是在这样的背景下组织编撰的。该书以我院中药资源中心专家为主体，他们以中药资源动态监测信息和技术服务体系的工作为基础，编写整理了百余种常用大宗中药材的生产加工适宜技术。全书从中药材的种植、采收、加工等方面进行介绍，指导中药材生产，旨在促进中药资源的可持续发展，提高中药资源利用效率，保护生物多样性和生态环境，推进生态文明建设。

丛书的出版有利于促进中药种植技术的提升，对改善中药材的生产方式，促进中药资源产业发展，促进中药材规范化种植，提升中药材质量具有指导意义。本书适合中药栽培专业学生及基层药农阅读，也希望编写组广泛听取吸纳药农宝贵经验，不断丰富技术内容。

书将付梓，先睹为悦，谨以上言，以斯充序。

中国中医科学院 院长

中 国 工 程 院 院 士　张伯礼

丁酉秋于东直门

总　前　言

中药材是中医药事业传承和发展的物质基础，是关系国计民生的战略性资源。中药材保护和发展得到了党中央、国务院的高度重视，一系列促进中药材发展的法律规划的颁布，如《中华人民共和国中医药法》的颁布，为野生资源保护和中药材规范化种植养殖提供了法律依据；《中医药发展战略规划纲要（2016—2030年）》提出推进"中药材规范化种植养殖"战略布局；《中药材保护和发展规划（2015—2020年）》对我国中药材资源保护和中药材产业发展进行了全面部署。

中药材生产和加工是中药产业发展的"第一关"，对保证中药供给和质量安全起着最为关键的作用。影响中药材质量的问题也最为复杂，存在种源、环境因子、种植技术、加工工艺等多个环节影响，是我国中医药管理的重点和难点。多数中药材规模化种植历史不超过30年，所积累的生产经验和研究资料严重不足。中药材科学种植还需要大量的研究和长期的实践。

中药材质量上存在特殊性，不能单纯考虑产量问题，不能简单复制农业经验。中药材生产必须强调道地药材，需要优良的品种遗传，特定的生态环境条件和适宜的栽培加工技术。为了推动中药材生产现代化，我与我的团队承担了农业部现代农业产业技术体系"中药材产业技术体系"建设任务。结合国家中医药管理局建立的全国中药资源动态监测体系，致力于收集、整理中药材生产加工适宜技术。这些适宜技术限于信息沟通渠道闭塞，并未能得到很好的推广和应用。

本丛书在第四次全国中药资源普查试点工作的基础下，历时三年，从药用资源分布、栽培技术、特色适宜技术、药材质量、现代应用与研究五个方面系统收集、整理了近百个品种全国范围内二十年来的生产加工适宜技术。这些适宜技术多源于基层，简单实用、被老百姓广泛接受，且经过长期实践、能够充分利用土地或其他资源。一些适宜技术尤其适用于经济欠发达的偏远地区和生态脆弱区的中药材栽培，这些地方农民收入来源较少，适宜技术推广有助于该地区实现精准扶贫。一些适宜技术提供了中药材生产的机械化解决方案，或者解决珍稀濒危资源繁育问题，为中药资源绿色可持续发展提供技术支持。

本套丛书以品种分册，参与编写的作者均为第四次全国中药资源普查中各省中药原料质量监测和技术服务中心的主任或一线专家、具有丰富种植经验的中药农业专家。在编写过程中，专家们查阅大量文献资料结合普查及自身经验，几经会议讨论，数易其稿。书稿完成后，我们又组织药用植物专家、农学家对书中所涉及植物分类检索表、农业病虫害及用药等内容进行审核确定，最终形成《中药材生产加工适宜技术》系列丛书。

在此，感谢各承担单位和审稿专家严谨、认真的工作，使得本套丛书最终付梓。希望本套丛书的出版，能对正在进行中药农业生产的地区及从业人员，有一些切实的参考价值；对规范和建立统一的中药材种植、采收、加工及检验的质量标准有一点实际的推动。

2017年11月24日

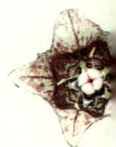

前　言

　　党参资源丰富、分布广，据《中国植物志》记载，党参属共有40多种，分布于亚洲的东部和中部，我国约有39种，全国均产。根据产地、性状及加工方式的不同，党参常分为"潞党""西党""东党""条党"等商品规格。目前市场上也有按具体产地命名的党参，常见且比较著名的有文县"纹党"、凤县"凤党"、板桥镇"板党"、山西"潞党参""台党"以及占市场销售份额较大的甘肃定西"白条党"等，其中"潞党参"为山西古潞州（今长治市、晋城市）所产，是著名的传统道地药材。

　　本书旨在对党参道地产区种植规范及采收加工技术进行系统地总结和整理，是指导中药材绿色种植与加工的专业科学普及书，既要总结好传统的技术方法，还要反映党参药材现代研究的新技术、新方法和新成果，更要与党参的生产加工实际相结合，力求适宜、实际、实用、实效，以便于新技术、新方法和新成果的推广与应用，努力推动中药材生产加工规范化、标准化和生产技术水平的提升，促进中药产业与精准扶贫相融合，确保中药资源的可持续利用与中药产业的健康发展。

　　在编写过程中，得到了山西中医药大学、山西省药物培植场、山西农业大学、甘肃中医药大学等科研院所专家、学者以及第四次中药资源普查人员的全力支持和帮助，并提供技术资料和图片，书中还引用了相关专家学者发表的论著，在此一并致谢。同时，我们向参加本书编审的专家和同志们致以衷心谢意。

由于编者水平有限，疏漏和不足之处在所难免，敬请广大读者指正。特别提示：本书中所列中医药方剂的功能主治及用法用量，仅供参考，实际服用请遵医嘱。

编者

2017年7月

目　录

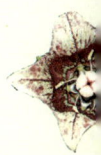

第1章

概　述

党参为常用的传统补益药，在明代以前的历代本草中没有记载，亦无该植物图，表明了明代以前党参并未入药。清代《本经逢源》《本草从新》《本草求真》等著作中不同程度地记载了在上党产人参逐渐绝迹时应用新出党参代替人参的情况和经验，并认为两者功效不同。清代《潞安府志》在党参项下的记述也证实了上党"古有人参"，"今所出惟党参"。个别医家失之详察，将古之人参与今之党参混为一谈是毫无根据的。党参系蔓生茎与人参一茎直上，掌状复叶轮生于茎顶大相径庭。现保存在日本奈良寺正仓院中的中国唐代人参实物标本为古代人参是五加科人参而不是党参提供了铁证。在阅读古今本草著作时，应分析其所用"上党人参""上党参""党参"等名称的真正所指。今之党参并非古之人参[1]。

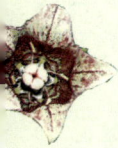

党参之名始见于《本草从新》，谓："按古本草云：参须上党者佳。今真党参久已难得，肆中所卖党参，种类甚多，皆不堪用。惟防风党参，性味和平足贵。根有狮子盘头者真，硬纹者伪也。"此处所说的"真党参"系指产于山西上党（今山西长治）的五加科人参。由于该地区的五加科人参逐渐减少乃至绝迹，后人遂用其他药材形态类似人参的植物伪充之，并沿用了"上党人参"的名称。至清代医家已清楚地认识到伪充品与人参的功用不尽相同，并逐渐将形似防风、根有狮子盘头的一类独立出来作为新的药材品种处理，定名为"党参"。关于这种党参的形态，《植物名实图考》有详尽记载："党参，山西多产。长根至二三尺，蔓生，叶不对，节大如手指，野生者根有白汁，秋开花如沙参，花色青白，土人种之为利。"结合其附图，原植物与今所用党参一致。

党参，抗寒性、抗旱性、适生性都很强，全国各地都已引种栽培。党参分布区域广，产地多，质量差异大。由于产地和来源不同，商品分为野党参、潞党参、西党参、东党参等多种类别。

野党参为党参野生种的统称，主要有野台党、防党参等。

野台党，又名野台党参。产于山西忻州市五台等地，故名为"台党"，多年生，主要为野生品，现资源匮乏。个条粗壮，肉质肥厚，味甘清香，品质特优，为党参中的珍品。

防党参为产于甘肃武都一带的野党参。经酒浸蒸制后内色变黑、皮色黄，横纹类似防风，故名防党参，品质优良。

潞党参、白条党的原植物均为党参，多为栽培品。

潞党参现主产于山西长治市、晋城市，原来的古潞州，多为栽培品，已有200多年种植历史，为著名道地药材，而产于陵川县的"五花芯党参"品质优良。

白条党系20世纪60年代由潞党参引种到甘肃定西，获得成功栽培，目前已成为主流商品之一，占据着市场多半份额。

西党参又名岷党、纹党、品党、凤党、刀党等，原植物为素花党参，主产于甘肃、陕西及四川西北部一带，多为栽培品，品质亦优。

东党参又名东党，吉林党参，主产于中国东北地区。

条党参原植物为川党参，又名条党、川党、单枝党、板桥党、八仙党，主产于湖北、四川及陕西接壤地带，其中板桥党极具盛名，条壮体肥，味甘，糖分充足，

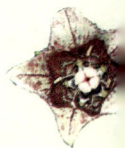

品质较优。国家质检总局于2006年4月27日宣布对板桥党参实施国家地理标志产品保护。

白党参原植物为管花党参，又名白党、甜党等，主产于四川、云南、贵州等地。质地较硬，糖分较少，色白，品质较次。

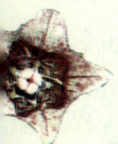

第2章

党参药用资源

第一节　党参的形态特征及分类检索

一、形态特征

1. 党参 *Codonopsis pilosula*（Franch.）Nannf.

桔梗科 Campanulaceae 党参属 *Codonopsis*

茎基具多数瘤状茎痕，根常肥大呈纺锤状或纺锤状圆柱形，较少分枝或中部以下略有分枝，长15～30cm，直径1～3cm，表面灰黄色，上端5～10cm部分有细密环纹，而下部则疏生横长皮孔，肉质。茎缠绕，长1～2m，直径2～3mm，有多数分枝，侧枝15～50cm，小枝1～5cm，具叶，不育或先端着花，黄绿色或黄白色，无毛。叶在主茎及侧枝上的互生，在小枝上的近于对生，叶柄长0.5～2.5cm，有疏短刺毛，叶片卵形或狭卵形，长1～6.5cm，宽0.8～5cm，端钝或微尖，基部近于心形，边缘具波状钝锯齿，分枝上叶片渐趋狭窄，叶基圆形或楔形，上面绿色，下面灰绿色，两面疏或密地被贴伏的长硬毛或柔毛，少为无毛。花单生于枝端，与叶柄互生或近于对生，有梗。花萼贴生至子房中部，筒部半球状，裂片宽披针形或狭矩圆形，长1～2cm，宽6～8mm，顶端钝或微尖，微波状或近于全缘，其间弯缺尖狭；花冠上位，阔钟状，长1.8～2.3cm，直径1.8～2.5cm，黄绿色，内面有明显紫斑，浅裂，裂片正三角形，端尖全缘；花丝基部微扩大，长约5mm，花药长形，长5～6mm；柱头有白色刺毛。蒴果下部半球状，上部短圆锥状。种子多数，卵形，无翼，细小，棕

6

黄色，光滑无毛。花果期7～10月（图2-1至图2-3）。

本种分布广，包含若干变种。

（1）党参（原变种）var. *pilosula*

叶片长1～6.5cm，宽0.8～5cm。花萼裂片长1.4～1.8cm；花冠长2～2.3cm。

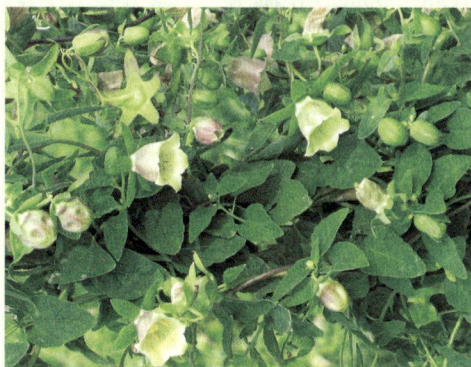

图2-1　党参植株

产于西藏东南部、四川西部、云南西北部、甘肃东部、陕西南部、宁夏、青海东部、河南、山西、河北、内蒙古及东北等地区。朝鲜、蒙古和俄罗斯远东地区也有。生于海拔1560～3100m的山地林边及灌丛中。全国各地有大量栽培。

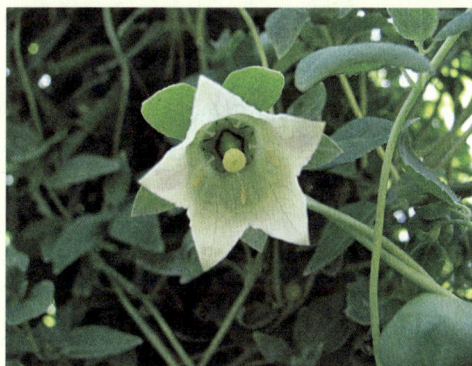

图2-2　党参花

（2）缠绕党参（变种）var. *volubilis*（Nannf.）L.

与原变种区别为叶较小，长1～4.5cm，宽0.8～2.5cm。花萼裂片长1～1.2cm；花冠长1.8～2.0cm。其余性状几乎与原变种完全一致。

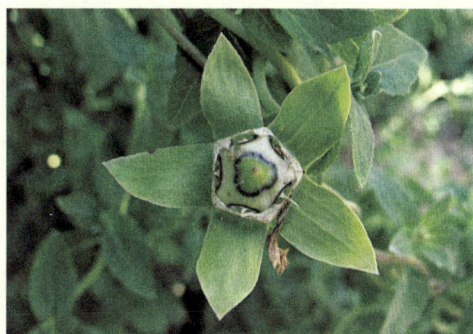

图2-3　党参果实

产于四川西部和山西。生于海拔1800～2900m的山地林边及灌丛中。

（3）素花党参（变种）var. *modesta*（Nannf.）L.

与原变种的主要区别仅仅在于本变种全体近于光滑无毛；花萼裂片较小，长约10mm，因此 *C. modesta* Nannf. 必须降为变种，特别是

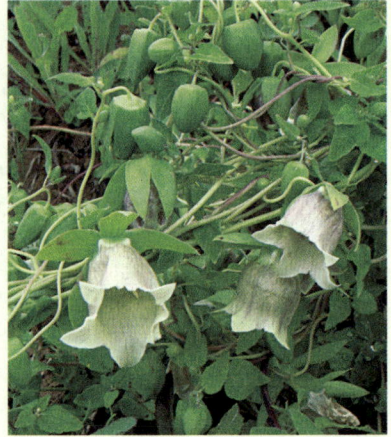

图2-4　素花党参（纹党）植株

叶片幼嫩时上面或先端常疏生柔毛及缘毛，不仅可说明此二者间的差异的细微，而且亦表明 *C. glaberrima* Nannf. 即是根据此变种的植株上部具楔形叶基的带花枝条不恰当地发表的（图2-4）。[2]

2. 川党参*Codonopsis tangshen* Oliv.

桔梗科 Campanulaceae 党参属 *Codonopsis*

植株除叶片两面密被微柔毛外，全体几乎于光滑无毛。茎基微膨大，具多数瘤状茎痕，根常肥大呈纺锤状或纺锤状圆柱形，较少分枝或中部以下略有分枝，长15～30cm，直径1～1.5cm，表面灰黄色，上端1～2cm部分有稀或较密的环纹，而下部则疏生横长皮孔，肉质。茎缠绕，长可达3m，直径2～3mm，有多数分枝，侧枝长15～50cm，小枝长1～5cm，具叶，不育或顶端着花，淡绿色、黄绿色或下部微带紫色，叶在主茎及侧枝上的互生，在小枝上的近于对生，叶柄长0.7～2.4cm，叶片卵形、狭卵形或披针形，长2～8cm，宽0.8～3.5cm，顶端钝或急尖，基部楔形或较圆钝，仅个别叶

片偶近于心形，边缘浅钝锯齿，上面绿色，下面灰绿色。花单生于枝端，与叶柄互生或近于对生；花有梗；花萼几乎完全不贴生于子房上，几乎全裂，裂片矩圆状披针形，长1.4～1.7cm，宽5～7mm，顶端急尖，微波状或近于全缘；花冠上位，与花萼裂片着生处相距约3mm，钟状，长1.5～2cm，直径2.5～3cm，淡黄绿色而内有紫斑，浅裂，裂片近于正三角形；花丝基部微扩大，长7～8mm，花药长4～5mm；子房对花冠而言为下位，直径5～1.4cm。蒴果下部近于球状，上部短圆锥状，直径2～2.5cm。种子多数，椭圆状，无翼，细小，光滑，棕黄色。花果期7～10月（图2-5和图2-6）。[3]

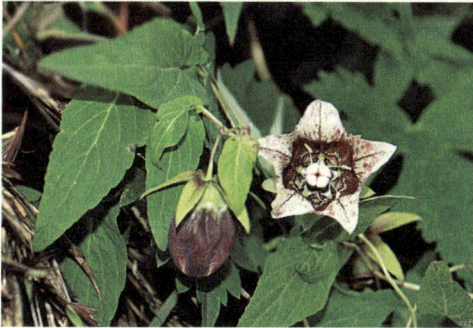

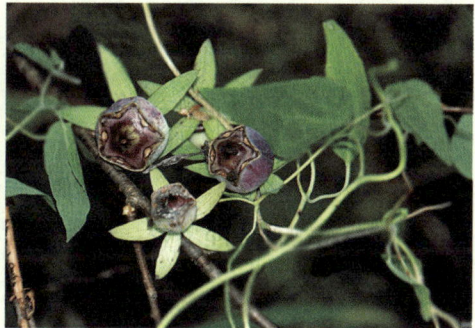

图2-5　川党参叶花　　　　　　　　图2-6　川党参果实[4]

产于四川北部及东部、贵州北部、湖南西北部、湖北西部以及陕西南部。生于海拔900～2300m间的山地林边灌丛中，现已大量栽培。

二、分类检索

柱头裂片宽，卵形或矩圆形；花萼裂片与花冠有时不着生在同一位置上，隔开一段距离；花多为单生；茎直立、蔓生或缠绕。

全属40多种，分布于亚洲东部和中部。我国约有39种，全国均产，但主产于西南各省区。可分为3个亚属2个组，我国全产之。[5]

党参基原植物分类检索表

1 花冠辐状，分裂至基部；花丝极短，被毛；花萼筒部和蒴果倒圆锥状，子房完全下位

·················· 辐冠党参亚属 Subgen. Pseudocodonopsis Kom.

1 花冠钟状或管状，浅裂，最多裂至中部；花丝长，基部扩大成片状，有或无毛；花萼筒部和蒴果半球状或倒圆锥状。

2 花萼筒部和蒴果倒圆锥状，基部急尖；子房几乎完全下位；种子强烈压扁 ·········

·················· 锥果党参亚属 Subgen. Obconicicapsula Hong

2 花萼筒部和蒴果半球状，基部圆钝；子房半下位（有时对花萼言为全上位）；种子稍扁

·················· 党参亚属 subgen. Eucodonopsis Kom.

3 茎直立或多少蔓生 ·················· 臭参组 Sect. Erectae (Kom.) Hong

3 茎缠绕 ·················· 党参组 Sect. Codonopsis Kom.

4 叶3~4枚簇生于短侧枝的末端呈假轮生状。

5 根纺锤状，种子有翼 ····· 羊乳 Codonopsis lanceolata (Sieb. et Zucc.) Trautv.

5 根纺块状，种子无翼 ··················

·················· 雀斑党参 Codonopsis ussuriensis（Rupr. et Maxim.）Hemsl

4 叶互生或对生，叶无假轮生状。

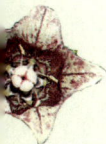

6　花冠管状，上下等粗，花萼裂片边缘具齿；叶片常三角形，具深刻粗大齿

　　　…………………………………………　三角叶党参 *Codonopsis deltoidea* Chipp.

6　花冠钟状或管钟形，花萼裂片全缘；叶片非三角形，全缘或具浅齿。

7　茎下部的叶基部深心形至浅心形，极少为平截或圆钝。

　　8　茎几乎无分枝，叶片全缘或微波状，先端急尖 …………………………………

　　　…………………………………………　心叶党参 *Codonopsis cordifolioidea* Tsoong

　　8　茎分枝较多，叶片具深或浅的锯齿，先端微尖或钝。

　　　9　花萼贴生至子房中部，裂片间湾缺尖窄。

　　　　10　花较大，花冠直径在1.7cm以上，长在1.5cm以上，常较萼裂片长。

　　　　　11　叶明显被毛，幼嫩时上面被毛更多；叶片较大，长达6.5cm，宽达

　　　　　5cm，花冠亦较大，直径在2cm以上 …………………………………

　　　　　…………………………………　党参 *Codonopsis pilosula*（Franch.）Nannf.

　　　　　11　叶近于无毛，或幼时上面有疏毛…… 素花党参 *Codonopsis pilosula*

　　　　　（Franch.）Nannf. var. modeta（Nannf.）L. T. Shen

　　　　10　花较小，花冠直径在1.5cm以下，长不足1.5cm，常较萼裂片短或近

　　　　　等长 …………………………………　小花党参 *Codonopsis micrantha* Chipp

　　　9　花萼贴生至子房顶部，裂片间湾缺宽钝。

　　　　12　叶片长宽均不足3cm；花萼具刺毛，萼片具锯齿，花冠球状钟形……

　　　　　…………………………………　球花党参 *Codonopsis subglobosa* W. W. Sm.

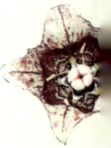

12 叶片长宽远大于3cm；花萼无刺毛，萼片近全缘，花冠宽钟形⋯⋯⋯

⋯⋯⋯⋯⋯⋯⋯⋯⋯大叶党参 *Codonopsis affinis* Hook. f. et Thoms.

7 茎下部的叶基部楔形或较圆钝，偶见心形。

13 花萼贴生于子房最下部，子房对花萼而言几乎全下位⋯⋯⋯⋯⋯⋯

⋯⋯⋯⋯⋯⋯⋯⋯⋯⋯⋯⋯⋯⋯ 川党参 *Codonopsis tangshen* Oliv.

13 花萼贴生于子房中部，子房对花萼而言半下位。

14 茎叶完全无毛；叶全缘。

15 叶长0.5～2cm，宽0.5～1.5cm ⋯⋯⋯ 秃叶党参 *Codonopsis farreri* Anthony

15 叶长6～7cm，宽2～2.5cm ⋯⋯⋯ 长叶党参 *Codonopsis longifolia* Hong

14 茎叶多少被毛；叶缘具圆齿或尖齿。

16 侧枝较长，可达15cm；叶缘锯齿较钝；萼裂片不反折 ⋯⋯⋯⋯⋯

⋯⋯⋯⋯⋯⋯⋯⋯⋯⋯⋯⋯⋯ 光萼党参 *Codonopsis levicalyx* L. T. Shen

16 侧枝较短，长仅3cm左右；叶缘锯齿较尖；萼裂片常反折 ⋯⋯⋯⋯⋯

⋯⋯⋯⋯⋯⋯⋯⋯⋯⋯⋯⋯⋯ 川鄂党参 *Codonopsis henryi* Oliv.

第二节　党参的地理分布及生长环境

党参为常用大宗药材，我国是世界党参的主要产区和分布中心，全世界有党参属

植物40余种，我国有39种之多。正品党参为桔梗科植物党参*C. pilosula*（Franch.）Nannf.、

素花党参 *C. pilosula* Nannf. var. *modesta*（Nannf.）L. T. Shen 或川党参 *C. tangshen* Oliv. 的干燥根。根据产地、性状等特点常分为"潞党""西党""东党"及"条党"等商品规格。党参因来源广，适宜多样的生态环境，市场上也有按具体产地等命名党参，比较著名的有"潞党参""台党""白条党""纹党""凤党""刀党"及"板桥党"等。

潞党参、台党和白条党为党参 *C. Piiosuia*（Franch.）Nannf. 的根。党参本种分布广，包含若干变种，生于山地灌木丛间及林缘、林下。生于海拔 1560~3800m 的山地林缘及灌丛或栽培，分布于东北、华北、西北、华东、西南及湖南（图2-7至图2-9）。

图2-7　野生党参的生境

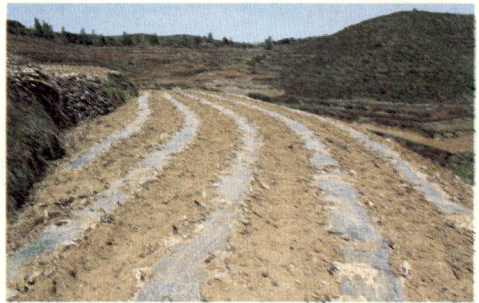

潞党参现主产于山西长治市、晋城市，原来的古潞州，多为栽培品，为著名道地药材，品质优良。

图2-8　黄松背党参栽培环境

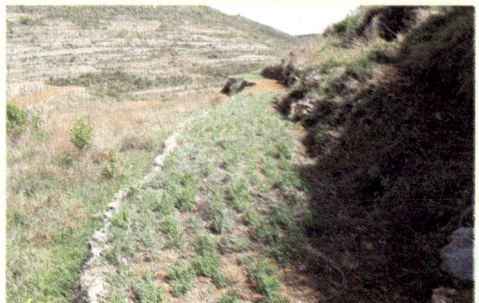

台党主产于山西忻州市五台等地，故名为"台党"，多年生，主要为野生品，现资源匮乏。

白条党系20世纪60年代由潞党参引种到甘肃定西，获得成功栽培，目

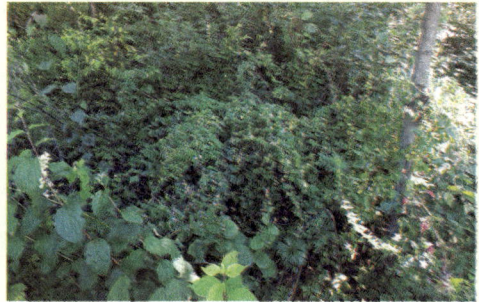

图2-9　黄松背党参栽培环境

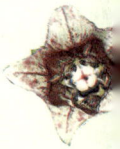

前已成为主流商品之一，占据着市场多半份额。

纹党、凤党和刀党为素花党参*C. piiosuia* Nannf. var. *modesta*（Nannf.）L. T. Shen 的根，产于四川西北部、青海、甘肃及陕西南部至山西中部，生于海拔1500～3200m 间的山地林下、林边及灌丛中。主产于甘肃、陕西及四川西北部一带。其栽培种分布于山西中部、陕西南部、甘肃、青海、四川西北部、云南。

板桥党为川党参*C. tangshen* Oliv.的根，产于四川北部及东部、贵州北部、湖南西北部、湖北西部以及陕西南部。生于海拔900～2300m间的山地林边灌丛中，现已大量栽培。主产于湖北、四川及陕西接壤地带，板桥党极具盛名，国家质检总局于2006年4月27日宣布对板桥党参实施国家地理标志产品保护。[6]

据文献记载党参原植物为多年生草本植物，适宜在海拔1600～2000m，土壤湿度在13%～17%，年平均气温6.5～7.0℃，年日照时数在1800～1900小时，年降水量360～390mm的温凉半湿润、半干旱气候区生长。张向东等[7]通过对甘肃定西、文县，陕西凤县，湖北恩施，山西陵川、壶关、平顺、五台，四川九寨沟等党参主产地的实地调查发现，党参的生长环境与文献记载的一致。但由于我国国土面积大，各个产地气候条件、海拔、地形等不尽一致，生长环境也有差别，这些生态环境的差异直接影响了各个产地党参的质量和产量。下面就党参主产区自然环境及生产状况进行介绍。

（一）山西产区

1. 潞党主产区

山西古潞州产党参为"潞党"，是著名道地药材。目前潞党参主产区在山西省长治市壶关县、平顺县，晋城市陵川县；此外，屯留、黎城、武乡、襄垣、长治、长子等有零星种植。

（1）生长环境　长治市地处山西东南部，位于东经113°01′～113°40′，北纬35°05′～37°08′，南部与晋城市毗邻，北部与晋中市交界。属湿润大陆性季风气候，无霜期156.8～181.9天，年平均降水量为537.4～656.7mm。年平均气温4.9～10.4℃，海拔大都在800～1500m。

晋城市地处山西东南部，位于东经113°01′北纬35°50′。属湿润大陆性季风气候，无霜期180天，年平均降水量为626.4～674mm。年平均气温5～10℃，平均海拔1100m。

（2）种植历史与现状　潞党参种植历史悠久，品种很多，尤其是产于陵川的五花芯党参，产于壶关的紫团参最为质优。20世纪60年代国家将党参列为重点发展的品种，全国多数地区引种山西潞党。近几十年潞党的产区主要集中在长治、晋城一带。现有种植面积约6000亩。

（3）产地加工　于9月下旬月至11月采挖种植2年或3年生党参，摊放于专用的晒篱上，晾晒1～2天，晒至二成干，按大小分级。将初晒后的党参进行水洗，然后摆放在晒篱上，置于阳光下晒至四到五成干时捆成小把。一手紧握成把的党参芦头处，

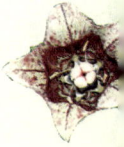

一手从头至尾向下顺握，反复揉搓8~10遍。晒1~2天，再按上述方法加工一遍，反复3~4次，捆把，置阳光下晾晒，直至彻底晒干。

2. 台党主产区

目前台党主产区在山西省忻州市五台县；此外，五寨、代县、繁峙等地有少量野生资源。

（1）生长环境　五台县位于山西省东北部，位于东经112°57′北纬38°28′。属暖温带湿润大陆性季风气候。无霜期90~170天，年平均降水量为540mm。年平均气温7.5℃左右，平均海拔1000m。

（2）种植历史与现状　台党野生资源丰富，以五台县出产最多。野生台党采集量较少，不能满足人们的医药需求，当地引为家种，但由于产量低，经济效益不高，种植面积持续萎缩。

（二）甘肃产区

1. 白条党主产区

目前白条党主产区在甘肃省定西市渭源、陇西、临洮，此外，漳县、宕昌、甘谷等地也有种植。

（1）生长环境　定西市地处黄河上游，甘肃中部，位于东经104°16′北纬35°18′。属中温带半干旱区，降水较少，日照充足，温差较大。年降水量350~500mm，年平均温度7℃，无霜期100~160天，海拔1640~3900m。

（2）种植历史与现状　甘肃省栽种党参也有百年以上历史。1964年甘肃定西地区引种山西"潞党"获得成功，取得了生产周期短，药材产量高的经验。其商品名为"白条党"。2003年以来，受施肥技术推广的影响，甘肃党参种植发展较快，现种植面积达20万亩。

（3）产地加工　白条党与潞党参的加工方式相似，部分产区为了防止党参虫蛀等，延长其储存时间，将晒干的党参药材进行熏硫。

2. 纹党主产区

目前纹党主产区在甘肃省文县。

（1）生长环境　文县地处甘肃省东南部，位于东经104°16′～105°27′北纬32°35′～33°20′。属亚热带向暖温带过渡地带，年平均气温15℃，无霜期260天，年均降雨450～800mm，海拔1800～2800m。

（2）种植历史与现状　纹党大面积种植始于20世纪60年代，现种植面积达10万亩。

（3）产地加工　于9月下旬至11月采挖种植4年或5年生纹党，将鲜纹党进行淘洗后置放在庭院或场地通风处。洗净后的纹党参待根体发软后，用细麻绳按大小串成2m左右长的串子。晾晒时将纹党串子排列整齐，摆放在干净的水泥晒场上晾晒。当纹党晾晒至参体发软时，用手握着纹党的芦头部，另一只手向下顺揉搓数次，然后将串子卷成小捆，待发汗。将卷好的纹党串子，堆放于干净木板上，根头朝外，用篷布盖严，顶部压与纹党等重的重物，发汗16～26小时，待垛温升至40～45℃时，立即摆开晾晒。将晾晒过的纹党摊开，修头剪尾。将修整好的纹党再一次晾晒，晾干水分后，按大小、质量、成色分类放置，成为最后的商品。

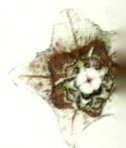

（三）湖北产区

目前板桥党参主产区在湖北省恩施市。

（1）生长环境　恩施市地处湖北省西南部，位于东经109°4′～109°58′北纬29°50′～30°40′。属亚热带季风湿润气候。年平均气温16.3℃；年降水量1100～1300mm；年平均日照低于1300小时；无霜期238～348天，主产区海拔多在1400～1700m。

（2）种植历史与现状　湖北省恩施市种植党参有100多年的历史，19世纪初《施南府志》记载了板桥党参由野生转为人工栽种的情况，现有种植面积3万亩。

（3）产地加工　于8月下旬至10月采挖种植2年或3年生党参，将板桥党参，置放在通风处晾晒。当板桥党参晒至根条发软时，趁热在地上揉搓3～5分钟，就地继续晾晒。当参条晒至缠绕手指不断时，取出按大小分级，分类揉搓。揉搓后的川党参均匀铺放于竹帘上，置阳光下离地表50cm以上腾空摊晒。趁参体柔软时再次揉搓理条，仍均匀铺于竹帘上在烈日下晒干。板桥党参干至成型后，将板桥党参按大小、质量、成色分类，置阴凉、通风、干燥处保存。

（四）四川产区

目前刀党参主产区在四川省九寨沟县。

（1）生长环境　九寨沟县地处四川省北部，东部和北部与甘肃省文县、舟曲、迭部三县连界，地处东经103°27′～104°26′北纬32°53′～33°32′。属高原湿润气候。年均温7.3℃。年降水量700～800mm。全年无霜期100天左右。雾日少，日照率在40%左右。平均海拔3000～4000m。

（2）种植历史与现状　四川省九寨沟县大面积种植党参有60多年的历史，现有种植面积达1万亩。

（3）产地加工　刀党与纹党的加工方式相同。

（五）陕西产区

目前凤党参主产区在陕西省凤县。

（1）生长环境　凤县位于陕西省西南部，地处东经106°24′～107°7′北纬33°34′～34°18′。属暖温带山地气候，年平均气温11.4℃，年平均降水量613.2mm，无霜期188天。平均海拔在1200～1800m。

（2）种植历史与现状　凤党种植历史悠久，清末时是朝廷的上等贡品。1964年凤县被列为凤党参出口商品基地县。1987年全县种植凤党参500亩以上。2000年以后，凤党参的种植面积逐年下降，现在仅剩少量野生资源。

中药党参资源调查结果表明，目前市场上的党参主产于山西、甘肃、陕西、四川、湖北等地，主要为栽培品，少量为野生。甘肃除了原产地外，近几十年大面积发展白条党种植，同时扩大了纹党的生产规模，成为中药党参最大的产区。湖北产区主要种植品种为板桥党参，在其道地产区恩施市板桥镇，当地政府大力发展板桥党参种植，已形成规模，占有一定的市场份额。山西产区的主要种植品种为潞党参，在其道地产地长治市、晋城市有种植。台党参主产于山西五台县，凤党参主产于陕西凤县，野生资源丰富，人工种植面积小。

目前我国党参资源破坏十分严重，如在山西黎城、陕西凤县、陕西汉中等地调查，

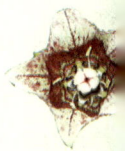

仅剩少量野生资源，究其原因，一是无节制的采挖，二是当地农民开垦山地，种植经济作物。因此要注意中药党参药源保护，尤其应特别重视党参野生资源的保护。

第三节　党参的种质资源与开发利用

我国党参资源丰富，分布广泛，具有药食两用的重要价值。毕红艳等[8]综述了党参种质资源研究及其开发利用的现状，认为党参资源调查、收集、整理、评价及进一步的良种选育工作亟待进行；党参的开发应综合挖掘党参的地上部分，通过组织培养物获得有效成分可为党参的开发提供新药源。

一、种质资源

1. 种类资源

我国是世界党参的主要产区和分布中心，全世界有党参属植物40余种，我国有39种之多。正品党参为桔梗科植物党参 *C. pilosula*（Franch.）Nannf.，素花党参 *C. pilosula* Nannf. var. *modesta*（Nannf.）L. T. Shen和川党参 *C. tangshen* Oliv.的干燥根，但同属其他种类的根在局部地区亦作党参药用。王峥涛调查了党参主产区陕西、四川、云南、贵州、湖北、甘肃的植物资源，从中鉴定了20种7个变种1个亚种。目前，有报道作党参入药的植物有20余种，见表2-1。药用党参同属近缘植物所含有效成分相似，但在有效成分含量上差异显著。表2-2列出了近些年的研究结果。党参在各有效成分含量上都明显高于其他药用党参。具有明显抗炎活性的苍术内酯Ⅲ仅在党参、素花党参中检测到。然而部分药用党参在某一有效成分含量上具有明显优势，管花党参、新疆党参多糖含量明显高于其他几个种，文献报道的寻甸党参和板桥党参的多糖含量分别高达77.43%、84.22%。药典收录的党参多为栽培种，是大宗生产的药材，其有效成分和药理活性等方面研究较多，而作为替代品或地方习用品的同属其他药用党参相关研究却很少。因此，加强对非正品药用党参的成分和药理等方面的研究，将为党参新药源开发提供参考。另外，选择高含量育种是药用植物育种的主要目的和特色，针对党参各药源的有效成分含量显著不同，有目的、有侧重育种，将事半功倍。

表2-1　药用党参的生境与分布

植物名	拉丁名	生境海拔（m）	分布
党参	*Codonopsis pilosula*	1560～3800	西藏、四川、云南、甘肃、陕西、宁夏、青海、河南、山西、河北、内蒙古，东北
素花党参	*C. pilosula var. modes*	1500～3400	四川、青海、甘肃、陕西、山西
川党参	*C. tangshen*	800～2300	四川、贵州、湖南、湖北、陕西
管花党参	*C. tubulosa*	3300～4200	贵州、四川、云南
紫花党参	*C. purprea*	2000～3300	云南、西藏
三角叶党参	*C. dcltoidea*	1800～2800	四川

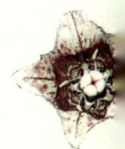

植物名	拉丁名	生境海拔（m）	分布
球花党参	*C. subglobosa*	2500～3500	四川、云南
灰毛党参	*C. canescens*	3000～4200	西藏、四川、青海
新疆党参	*C. clematidea*	1700～2500	新疆、西藏
脉花党参	*C. nervosa*	3000～4500	四川、西藏、青海、甘肃
大萼党参	*C. macrocalyx*	2000～4150	西藏、云南、四川
抽葶党参	*C. subscaposa*	2500～4200	云南、四川
二色党参	*C. bicolor*	3100～4200	西藏、云南、四川、青海、甘肃
管钟党参	*C. bulleyana*	3300～4200	贵州、四川、云南
珠鸡斑党参	*C. meleagris*	3000～4000	云南
绿花党参	*C. viridiflora*	3000～4000	青海、甘肃、宁夏、陕西、四川
秦岭党参	*C. tsinglingensis*	2100～3600	陕西、甘肃、四川
绿钟党参	*C. ehlorocodon*	2700～3700	青海、甘肃、宁夏、陕西、四川
大花党参	*C. nervosa* var. *macrantha*	3800～4250	西藏、云南、四川
寻甸党参	*C. xundinnensis*	—	云南
缠绕党参	*C. pilosula* var. *volubilis*	1800～2900	四川、山西

表2-2　常用药用党参有效成分质量分数

名称	多糖（%）	氨基酸（mg/g）	党参炔苷（mg/g）	苍术内酯（mg/g）	胆碱（%）	Δ^7豆甾烯醇（%）	果糖（%）
党参	47.70	2.4852~3.5688	0.096~1.134	0.0224~0.0882	0.48	0.20	100
素花党参	17.17	—	0.080	检测到	0.41	0.54	80.04
川党	17.68	2.4498~3.2783	0.058	无	0.22	0.15	64.77
管花党参	68.38	1.4679	无	—	—	—	—
新疆党参	54.35	—	—	无	0.35	0.35	65.48

注：果糖含量数值以党参含计为100g，其他种类的果糖含量为相对值

2. 产地分布

药用党参资源丰富，全国分布广泛，适宜多样的生态环境，主要生长在山地、林缘、灌丛中。正品党参、素花党参、川党有大量栽培，多分布在山西、甘肃、湖北、四川及东北等地。由于市场的调节，产量多有起伏。笔者于2005年秋季调查了东北及山西、甘肃党参的栽培情况，东北几乎无栽培党参，而山西、甘肃党参栽培也有缩减。其他种类的党参为地方习用品或民间草药，多为野生资源。分布情况见表2-1。有效成分及其含量或比例是反映药材质量好坏的标准，由于药材质量的优劣与其产地、品种、栽培技术、采收、炮制加工及贮藏等因素有密切关系，导致同种药用党参多种有效成分含量差异很大。表2-3列出了正品党参 *C. pilosula*（Franch.）Nannf.在不同地区的有效成分含量。山西的潞党、台党历

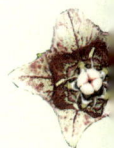

史上一直被认为是党参的道地药材，从近年的多种有效成分含量的比较来看也证实了这一点。多数药材的次生代谢产物含量为数量性状，其受环境影响很大。我国复杂的地形，多样的气候环境及土壤、植被类型，使党参在历史上形成了以山西潞党和台党、甘肃纹党、四川晶党、陕西凤党、湖北板桥党为道地药材。道地药材货真质优，是中医最有效、最信任的武器，是研制新药的取之不尽的源泉。加强对党参道地性研究，探索其道地药材的成因，有助于稳定道地药材群体性状。而优良的种质品质是道地药材的内在根源，对现有道地党参资源进行收集、整理和全面评价，筛选出优良的道地种质，优中选优，从而培育出抗逆性强、优质高产的新品种，做到从源头改善药用党参的品质。

表2-3　不同产地党参的有效成分比较

产地	总皂苷（%）	氨基酸（mg/g）	锌（mg/g）	党参炔苷（mg/g）
山东	2.97	2.9332	2.0	—
内蒙古	8.51	5.3258	1.6	—
吉林	9.31	2.8010	3.3	—
山西陵川	6.57	3.5688	2.0	1.314
山西五台（家种）	10.34	2.8371	3.3	0.096
山西五台（野生）	10.80	2.4852	2.2	0.053
山西潞城	—	3.3958	1.5	0.053

3. 种质鉴别

因产地多、来源广，党参多以性状、产地、加工特点来命名。因此出现同名异物、同物异名的名称混乱的现象。党参药用部位相似，同属近缘地上部分外观相近，同种不同产地种质十分相似，很难区分。多年来，药学工作者们在党参种质鉴别上做了很多工作，分别从植物基原、药材性状和显微性状等方向进行了研究。表2-4列出了常用党参各种质的主要差别。不同种的药用党参在植株形态、根形状和显微特征上既有相关性，又有差异性。党参与缠绕党参地上、地下部分几乎相同，显微性状也仅表现在数量上的差异，体现了各部分性状内在的统一性，同时也表明了二者亲缘关系很近。而川党与素花党参在根部形状极为相似，但植物形态与显微性状区别较大。因此从多角度出发，各方法结合鉴定各种质，更能增加结果的准确性。尽管利用以上3种方法可将各种质加以区分，但鉴别需要很丰富的经验，同时也存在一定的主观性。此外对于亲缘关系近，同种不同居群的种质形态和显微性状的标记数量有限，很难区分开来。封士兰利用高效液相色谱技术建立了甘肃白条党的极性部分HPLC指纹图谱，借以区别于其他地区的同种党参。Zhang Y B等利用RAPD，AP-PCR分子标记技术鉴别研究了不同地区党参的DNA谱带。结果表明，来源于相同省份的党参获得了相似的指纹，不同地区的党参DNA指纹存在差别较大。张建清利用RAPD技术研究了甘肃党参野生与栽培居群的遗传关系时，也证实了遗传关系的远近与地理距离存在一定的相关性。总结以上方法，传统的形态和显微鉴定方法获得的遗传标记数量有限，对于种级别以

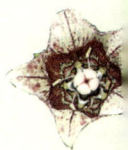

上的鉴别，形态鉴定可达到目的，其中亲缘关系近的种质应结合显微鉴定。利用现代的化学图谱技术和分子标记技术，将获得丰富的标记信息，在以中药质量控制为目的时，可采用化学指纹图谱技术，而研究同一居群种质的多样性则适宜采用分子标记手段。

表2-4　常用药用党参鉴别

植物名称	地上部分形态	生药性状	显微性状
党参	茎缠绕，叶片心形或椭圆形，叶被毛	灰黄色，狮子盘头圆球形且小，根圆锥形，上中部有分枝，有明显横环纹	导管排列不成束，木栓层无石细胞，韧皮部束窄于韧皮射线，木质部占横切面的小于1/2
缠绕党参	几乎与党参相同	狮子盘头圆球形且小，根圆柱形，细长顺直，几乎不分枝，横环纹不明显	导管排列不成束，木栓层无石细胞，韧皮部束窄于韧皮射线，木质部占横切面的2/3
素花党参	茎缠绕，叶心形或椭圆形，近于无毛	狮子盘头圆球形且大，根上部有分枝，根皮粗糙，易呈鳞片状脱落。横环纹明显	导管排列不成束，木栓层无石细胞，韧皮部束宽于韧皮射线
川党参	茎缠绕，叶多披针形	狮子盘头圆球形且大，根上部有分枝，横环纹明显，外皮不脱落	导管排列成束，木栓层可见石细胞
管花党参	茎不缠绕，常直立，叶片卵形、阔卵形，叶柄极短，花萼裂片长超过花冠长度的一半	狮子盘头圆球形且大，横环纹不明显	导管排列不成束，木栓层有散在石细胞
球花党参	茎缠绕，花冠球状钟形，先端带深紫色或粉红色	狮子盘头圆锥状或圆柱状	导管排列成束，木栓层无石细胞

二、开发利用

1. 正品党参在中医临床应用和保健产品的开发上受到重视

党参是传统大宗的补益药，现代药理研究表明党参能增强免疫力，对胃黏膜损伤具有保护作用，能改善记忆障碍，具有抑制血小板凝集作用，党参的正丁醇部分、醋酸乙酯部分和多糖均有明显增强SOD对O^{2-}的清除作用，从而达到延缓衰老的目的，党参还具有抗应激作用。正是由于党参具有诸多疗效和保健作用，使得其在中医临床应用和保健产品的开发上较受重视。党参常见验方近90种，其被开发成各种中成药，制成丸剂、冲剂、片剂、膏剂、合剂等不同剂型。因含有人体必需氨基酸及微量元素，人们常用党参做药膳，如党参红枣粥、参芪羊肉羹等。同时党参又被开发出许多保健品，如党参膏、党参酒、党参糖、党参茶等，起到增强机体免疫力，提高人体抗病能力的作用。

2. 地上部分未充分开发利用

党参地上部分与根所含化学成分类型基本相同，均含有生物碱、皂苷、甾体化合物及挥发油等成分，并且总皂苷、部分人体必需氨基酸、微量元素等的含量均高于根部。因此党参的茎叶具有很高的开发价值，也为新药源开发提供了一条途径。此外茎叶还可作为很好的饲料。中国农业科学院中畜牧兽医研究所以党参茎叶拌饲料喂养仔猪和蛋鸡，结果表明仔猪重量，蛋鸡产蛋率、产蛋量和蛋重都有所提高，并可使胆固醇含量降低。目前对党参综合开发不够深入，党参的地上部分多被弃掉，

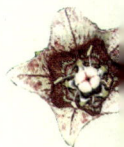

没有得到充分的利用，造成极大浪费，因此有必要加大这方面的开发力度。

3. 非正品党参资源开发有限

从资源的利用角度出发，无论是中医临床入药还是保健食品的开发，所利用的党参多为药典收录正品党参，目前对其他药用党参资源的开发利用还有限。有些药用党参在某种药理活性上要优于正品党参，例如，新疆党参可使小鼠脑SOD活性增强，而潞党参对小鼠脑SOD活性无明显影响。而具有免疫活性的党参多糖在管花党参、寻甸党参、新疆党参中含量要明显高于其他药用党参。因此，在重视正品党参资源利用的同时，针对药效成分和药理活性的优势开发其他药用党参，将扩大党参的药源，使不同党参产品的开发更具有目的性。

4. 组织培养的研究成果有待开发利用

党参组织培养已获得了完整植株，在探讨组织培养产生次生代谢产物多糖的研究中，Rakhimov利用新疆党参叶片诱导出愈伤组织，并对其及原植物地上部分多糖的含量进行了比较。结果表明愈伤组织多糖含量是原植物的2倍。另外，王明明对9个不同激素组合诱导产生的愈伤组织测定了多糖的含量，发现党参愈伤组织中多糖含量的合成与愈伤组织的生长情况成一定的正比关系。这些研究成果为党参多糖的制备提供了新的途径，使工业化大量生产党参有效成分成为可能。目前，利用中药组织培养技术获得了皂苷、甾醇、生物碱、醌类、蛋白质等几类药物的200余种有效成分，这些将为开发党参有效成分的生产提供经验和必要的技术。因此，有必要深入研究党参组织培养物获得党参有效成分的技术，为扩大药源提供新的途径。

　　我国药用党参栽培历史悠久，商品党参多数为栽培党参。由于各种植地之间相互引种调种，目前全国各地党参种植多处于不同种或遗传性状差异较大居群的混合栽培水平上，品质良莠不齐，整体质量难以提高，严重制约着党参产业的持续发展。种质资源是药材质量好坏的根本，然而本综述并非真正意义上的种质资源研究，只是分散地做了些局部地区种源调查、鉴别工作，关于种质资源评价也只是针对药材的化学成分方面进行的研究，评价方法不一致，有关党参种质资源的研究基本上没有开展。因此为了现代化党参产业的可持续发展，亟待进行党参种质资源系统的、全面的研究工作。参考已有其他药用植物如人参、地黄等相关研究的方法，借鉴农作物种质资源研究的成功经验，结合药用党参自身现状，应着重从以下几方面开展工作：

　　（1）全面调查整理收集各地药用党参资源（包括野生和栽培），重点放在道地党参和地方习用种上。

　　（2）科学评价各种质资源，综合农艺性状、产量、质量、抗虫抗病、种质资源遗传多样性等方面建立起统一、科学的评价体系。在质量评价方面，党参是药食两用的药材，有关质量标准的建立应将营养成分和药用成分相结合，使检测方法标准化。

　　（3）利用现代生物技术，进行优良品种的选育。多年来党参一直处于只育不选或只选不育的状态，国内报道了多倍体育种的研究，虽获得了同源四倍体，但都没有进行优良品系的筛选。而甘肃定西旱农研究中心选育的8917-2和92-02党参新品系，是利用杂交和混合选择法等传统育种方法选育出来的。党参为多年生药用植物，传统育种方法选育周期长，效率低。因此，为加快党参优良品种的选育进程，有必要引入现代

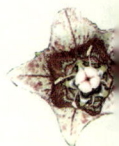

生物技术如同工酶、醇溶蛋白、限制性核酸片段多态性（RFLP）、随机扩增多态DNA（RAPD）、酶切片段长度多态性（AFLP）、微卫星DNA（SSR）等进行种质指纹图谱的绘制和重要性状基因的标记，用于分子标记辅助育种，从众多的地方品种（农家种）及野生种中发掘优质基因、抗病虫基因、抗逆基因，将形态学、细胞遗传学、分子遗传学等方法相结合，为党参种质资源的研究和创新提供快速有效的途径。

随着社会经济的不断发展，生活水平的提高，人们在健康投资上的比重不断增加。因此，为满足市场需要，应继续深入的开发党参产品，重点放在党参保健品的研制上。同时广开药源，充分利用有效成分含量高或药理活性显著的药用党参资源，综合开发党参地上部分，将大大促进党参产业的稳定、持续的发展。

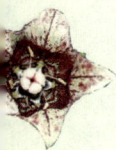

第3章

党参栽培技术

第一节　党参的生物学特性

一、生境特征

党参多生长于海拔1200m以上的山区，在年均温5℃以上，年均降水量400～650mm，全年无霜冻期90～180天的地区均有分布，野生党参多生长于荆条、沙棘等灌木丛下，在半阴坡地较多，常伴生三芒草、柴胡等植物。

二、种植环境要求

（一）温度

喜温和凉爽气候，较耐寒，一般在8～30℃能正常生长发育；最适生长温度是20～25℃。温度在30℃以上党参生长受到抑制。党参具有较强的抗寒性，在-28℃不会冻死，仍能保持生命力。种子在10℃左右、湿度适宜的条件下开始萌发，发芽最适温度为18～20℃。

（二）光照

党参对光照的要求较为严格，生长初期及两年以上植株需要的光照不同，具有幼苗喜荫，成株喜光的特性。幼苗期光照度15%～20%，成株期需光90%～100%。

（三）水分

党参对水分的要求不甚严格，一般在年降水量500～1200mm，平均相对湿度70%左右的条件下即可正常生长。

（四）海拔

党参生产适宜的海拔高度1000～3500m。

（五）土壤

喜土层深厚，富含腐殖质，疏松肥沃，排水良好的砂质壤土种植。忌重茬。[9]

三、生长发育规律

（一）全生育期

何春雨等[10]对甘肃道地党参生长动态进行了研究，党参的全生育期各生长发育阶段界定时期从苗齐（约70%的苗齐）开始计，栽植至出苗（5月8日）约30天，从出苗到开始拉蔓（5月20日）约12天，始结花铃（7月14日）约60天，始花期（7月22日）约68天，始果期（8月7日）约80天，籽粒开始成熟（8月20日）约93天。各阶段的持续时间：出苗期约30天，拉蔓期约26天，花铃期约72天，花期约30天，结果期约35天，籽粒产生和成熟期约44天。由于党参茎蔓属于无限生长型，花期、果期和籽粒期的生长发育又可统称为花果期，总计约60天。

（二）生长动态

从6月初至10月中下旬，茎叶量的变化动态可分为快速增重的苗期（6月初至8月

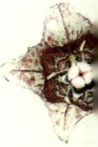

中旬）、极快速增重的花期（8月中旬至9月中旬）和逐渐减少期（9月中旬至10月中下旬采挖）；单根鲜重划分为根部极其缓慢增长的苗期阶段（6月初至7月初）、以根体积增加为主的快速增重阶段（7月初至9月中旬）和根重极快速增加的增重阶段（9月中旬至10月中下旬）。全试验最优组合是密度60万株/公顷、施肥量240kg/hm²的处理，单根鲜重为14.88g；次优组合是密度60万株/公顷、施肥量360kg/hm²的处理，单根鲜重为13.92g。在栽植密度和施肥量二因素效应下，对茎叶重的增加最具优势的处理组合为密度105万株/公顷和施肥量240kg/hm²，对单根鲜重增加最具优势的处理组合为密度60万株/公顷和施肥量240kg/hm²，有利于党参的规范化生产、产量的提高和质量的稳定。

四、栽培管理措施对党参生长发育的影响

何春雨[11]研究党参的生长变化动态及其在不同栽培条件下的干物质消长规律，确定科学合理的田间管理。

（1）采用立体栽培技术能有效改善党参田间通风、透气、透光条件，提高产量。与常规栽培（CK）相比，直立搭架栽培的单产、单根鲜重、有效株数比对照组提高48.8%、24.9%和20.6%；水平搭架栽培的单产、单根鲜重、有效株数比对照组提高36.0%、21.6%和11.3%。直立搭架和水平搭架栽培的党参感病率较CK依次降低45.5%和27.3%，根长较CK的26.09cm分别长出4.3%和3.2%。直立搭架处理下的芦头径和主身径最大，分别是1.27cm和0.94cm，相对于CK分别高出11.7%和6.0%；水平搭架处理下的两个部位直径也分别高出CK 3.8%和6.0%。对不同栽培方式下的产量做方差分

析结果表明，不同的搭架方式对区组间产量的差异在a=0.01水平上达到极显著。对处理间产量做LSD分析得到：立体搭架比平作的产量显著，直立搭架和水平搭架之间的产量差异不显著。立体栽培条件下，对影响产量的单根鲜重、有效株数和成苗率3个主要因子进行相关分析，结果表明：作用最大的因子是有效株数和成苗率，相关系数达到0.850；其次是单根鲜重，相关系数为0.683。

（2）在密度和肥料二因素交互效应下，芦头径和主身径最大的均是密度60万株/公顷、施肥量360kg/hm^{2}的处理组合，分别是1.33cm和0.98cm；芦头径和主身径的"干/鲜"值最大的组合都是密度为105万株/公顷、施肥量为360kg/hm^{2}的处理，分别是0.79cm和0.69cm。单根重"干/鲜"值最大的组合是密度75万株/公顷、施肥量360kg/hm^{2}的处理为0.36cm。根长变化的规律性不强，最长的组合是密度为75万株/公顷、施肥量为360kg/hm^{2}处理，根长为28.65cm。在芦头径、主身径、有效株数、单根鲜重、感病率和茎叶量等因子的综合效应下，产生最高产量的种植密度是105万株/公顷，施肥量是240kg/hm^2，产量为7556.87kg/hm^2。

对产量差异的显著性做方差分析和SSR分析，结果说明：栽植密度为105万株/公顷、施肥量为240kg/hm^{2}的处理是试验中的最优组合，产量7556.87kg/hm^{2}是最高产量。

（3）生长动态研究表明，从6月初到10月中下旬采挖的近140天的生长期中，党参茎叶的生长可以划分为：快速增重期（6月初至8月中旬）、极快速增重期（8月中旬至9月中旬）和减少期（9月中旬至10月中下旬）。

单根鲜重的划分是：6月初至7月初，极其缓慢的苗期生长阶段，16个处理组的平

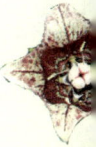

均日增长量为29mg；7月初至9月中旬，直径的增粗和长度的增加为主的阶段，16个处理组的平均日增长量为90mg；9月中旬至10月中下旬，极快速的根重增加阶段，16个处理组的平均日增长量为112mg。

在种植密度和施肥量二因素交互效应下，6月初至10月中下旬，全试验最优组合是密度60万株/公顷和施肥量240kg/hm^{2}的处理，单根鲜重为14.88g。

（4）生物量消长动态研究表明，密度60万株/公顷、施肥量240kg/hm^{2}和密度105万株/公顷、施肥量240kg/hm^2（Dc）两个处理组，前者的根在整个生长发育中占主要地位，茎叶量的增加效应主要体现在根重的增加上；后者由于茎叶的生长在根重增加关键期占主要地位，因而对根重的增加产生了不利影响，导致比前者的根重少23.1%。同时说明，党参的种植密度过大是导致单根鲜重下降的主要原因，施肥量虽然可以增加重量，但是效应要弱于栽植密度。

对密度60万株/公顷、施肥量0kg/hm^{2}和密度105万株/公顷、施肥量360kg/hm^{2}两个处理组的生物量变化动态分析，结果说明：不施化肥和稀植很大程度上限制了茎叶的过渡生长，使得全生育期中茎叶的量保持在适当的范围内，因而对光合有机物质的自耗也就相应减小，从而有助于根重的增加；在此条件下对光合有机物质的利用率比较高，但是，由于在党参的生长后期由于养分难以跟上，对根重的继续增加产生极大的障碍，所以也就得不到较大的根重；高肥密植虽然可以同时增加茎叶量和单根重，但是由于茎叶对光合有机物质的自耗也随之加大，会与根部产生剧烈的养分竞争，由此，无法很有效地提高根重。

第二节 大田种植管理

一、选地与整地

（一）选地

1．育苗地

党参苗床地以选择排水良好、土层深厚、疏松肥沃的砂壤或腐殖质多的土地和半阴的山坡地为好。

2．大田移栽地

选择土层深厚、土质疏松、排水良好的砂质壤土。养分水平中等以上，pH值在5～7之间。大气、水质、土壤无污染，周围不得有污染源。

3．土壤农药残留限量

六六六的浓度不得超过0.1mg/kg，滴滴涕的浓度不得超过0.1mg/kg。

4．重金属含量限量

参考黄壤、黄棕壤中允许的最大含量汞0.264mg/kg（黄壤），镉0.28mg/kg（黄棕壤），铅82mg/kg（黄壤），砷35mg/kg（黄壤），铬131～198mg/kg（棕壤）。

（二）整地

1．育苗地

整地时，要将地深翻20～25cm，每亩施3000～4000kg农家肥作基肥，农家肥必

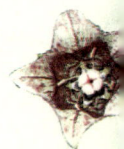

须充分腐熟达到无害化标准，然后整平作畦，畦宽1.2~1.5m，畦长因地势而定。

2．大田移栽地

秋季收获作物后随即整地，整地时要求深耕，同时施3000~4000kg优

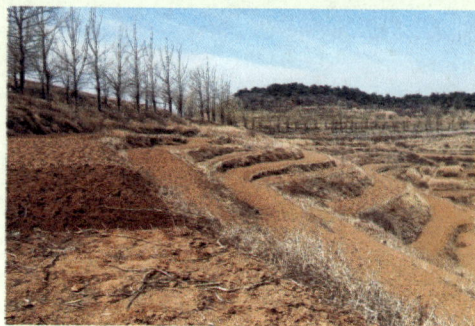

图3-1　党参整地

质农家肥，农家肥必须充分腐熟，达到无害化标准。移栽前要将地面整平，并且依据地势，修好排水沟（图3-1）。

二、育苗与移栽

（一）育苗

1．选种

党参用种子繁殖，所选种子必须符合种子质量标准。要求种子发芽率高、发芽势高、无杂草种子等，所用种子必须经过检验和检疫，合格后才可使用。

2．种子消毒

50%的多菌灵药液用清水稀释600倍，将种子浸泡1小时，消毒后阴干。

3．播种时期

播种时期从早春解冻到4月底前都可进行，但播种期越早越好，早播出苗整齐，幼苗生长健壮。

4．播种方式

畦田育苗行距18～20cm，横向开沟，沟深3cm，播幅宽30～40cm，种子播前可混入5倍体积的细砂或细土，然后撒播至沟内，覆盖厚0.5～1cm的细土，然后填压，亩播种量为2～3kg。

5．育苗地管理

（1）覆盖　种子播完后要进行覆盖遮阴，覆盖物为松枝、谷草或豆秸等，覆盖程度以遮住土面为准，覆盖时既不可太厚也不可太薄，太厚影响通风透光，易形成高脚苗，太薄达不到遮阴保湿的目的。

（2）去覆盖物　参苗出土后，使透光率达到15%，揭去少量覆盖物，至苗高10cm时，逐步揭去覆盖物，不可一次揭完，每次隔3～5天揭去一次，以防苗被烈日晒死，待苗高15cm时可将覆盖物揭完。

（3）浇水排水　幼苗期应根据地区、土壤等自然条件适当浇水，不可大水浇灌，以免造成冲断参苗，出苗期和幼苗期畦面保持潮湿，以利出苗，参苗长大后可以少灌水，水分过多易造成枝叶徒长。苗期适当干旱有利于根伸长生长。雨季特别注意排水，防止烂根烂秧，造成参苗死亡。

（4）除草松土　育苗地要做到勤除杂草，防止草荒，苗高5～7cm时注意适当间苗，保持苗株距1～3cm，除去一部分过密的弱苗，松土宜浅，避免伤根。拔草要选阴天或晴天的早晨、傍晚时分进行。

（5）入冬管理　秋季地上部分枯黄后，将地上部分割掉，全部清理出地块。在

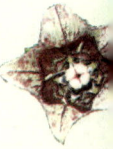

冬季禁止牛、羊等牲畜进入党参种植地内。

6．产量

一般参苗产量为300～400千克/亩，约30万株，育1亩可移栽10亩左右。

（二）移栽

1．种苗选择

种苗选择的标准：主根粗而长，一般在18cm以上，发育均匀，分叉少，皮色正，无破损，无病虫危害的种苗作栽培用。种苗要经过质量检验部门的检验和检疫，合格后方可使用。

2．种苗消毒

移栽前将50%的多菌灵用清水稀释800倍，浸泡种苗10分钟，取出、沥水。

3．移栽时间

秋季，10月中旬至土壤封冻前；春季，土壤解冻后至参苗萌芽前。

4．种植方法

移栽时，按行距22～25cm，在地面横向开沟，沟深25～30cm，将参苗按株距8～10cm均匀斜放于沟内，尾部不得弯曲，根系要自然舒展，然后，覆盖土超过根头2～3cm，压实。

亩用量：一等30～35千克/亩，二等24～30千克/亩（图3-2）。

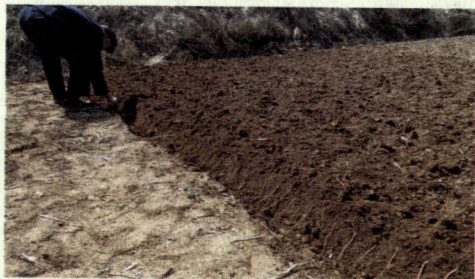

图3-2　党参移栽

（1）中耕除草　清除杂草是确保党参增产的主要措施之一，杂草必须人工清除，严禁施用任何化学除草剂。一般移栽后第一年除草3次，即4～6月各1次；栽植两年以上，每年早春出苗后除草1次，封垄前每月再除草1次。

（2）追肥　移栽成活后，当苗高20～30cm时，追施无害化人粪尿1次，每亩1000～1500kg，施肥方法为条施，然后培土。夏季7～8月间，每亩可施不含硝态氮的磷钾肥25～30kg，施肥方法为撒施。

（3）浇水排水　移栽后注意及时浇水防旱，成活后可少浇或不浇水，以防参苗徒长，浇地用水必须符合农田灌溉水质要求。雨季注意排水，及时调节土壤水分，防止烂根，保证党参旺盛生长。

（4）摘蕾打顶　党参长花较多，党参现蕾后要及时将花蕾摘除，以减少养分消耗，促进根部生长。参苗长至70～80cm时，在晴天的上午，用手掐去党参顶部，防止其徒长。

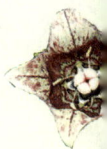

第三节　党参常见病虫害防治技术

一、病害防治

（一）党参根腐病

1．危害症状

引起党参根腐病的病原菌为半知菌亚门丝孢纲丛梗孢目镰刀菌属真菌，其主要在2~3年植株上危害。发病初期，近地面处的须根和侧根变为黑褐色，并伴有轻度腐烂，此时地上部分植株并不表现症状；随着须根和侧根上的黑褐色向主根扩展，主根发病后，随着病情加重，维管束受到破坏，失去输导能力，地上部分植株的枝叶才开始出现萎蔫现象，主根全根腐烂，植株枯死。

2．防治方法

党参根腐病的防治主要有以下几种方法：①选择地势较高、土壤干燥、土质疏松、排水良好的地块种植党参，并要做好深耕整地、高畦栽植，雨季注意挖好排水沟，及时排除田间积水，以降低土壤湿度，提供一个利于党参生长，而不利于镰刀菌蔓延繁殖的环境条件。②及时清理田园，清除残株，以减少越冬病原菌。③轮作：与禾本科作物实行3年以上的轮作，可减轻党参根腐病的发生。④选用无病种植，种苗栽种前用50%甲基托布津1000倍液浸泡5分钟，沥干后再栽种。⑤及时拔除病株，并将其集中烧毁，拔除病株后的病穴要撒生石灰消毒，或用50%甲基托布津800倍液，或50%退菌特可湿性粉剂800倍液浇灌病穴。⑥田间党参发病后用65%代森锌500倍液，或1∶1∶200波尔多液喷施或灌根，阴雨天5～7天防治1次，晴天7～10天防治1次，连续防治3～4次，有较好的防治效果。

（二）党参锈病

1．危害症状

引起党参锈病的病原菌为担子菌亚门锈菌目中的金钱豹柄锈菌，该病主要危害叶片，也危害茎、花托等部位，该病多在夏末初秋的7～8月发生。植株感病，初期叶片或茎上产生橙黄色微略隆起危斑，即夏孢子堆，夏孢子堆破裂后散发出橙黄色粉末，即夏孢子。后期发病部位长出黑色粉末状物，即为病菌的冬孢子。发生严重时叶片枯死。

2．防治方法

党参锈病的防治主要有以下几种方法：①党参药材基地要远离桧柏树（林），这是防治党参锈病的根本技术措施，因为党参锈病的病原菌生存与桧柏有关。②秋末彻底清理田园，烧毁枯枝落叶及病残体，以减少病原菌。③药剂防治：发病初期，用65%代森锌500倍液，或20%萎锈宁乳剂200倍液，或15%粉锈宁可湿性粉剂500～800倍液喷雾，阴雨天5～7天防治1次，晴天7～10天防治1次，连续防治3～4次，药剂交替使用，有较好的防治效果。

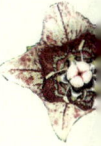

二、虫害防治

（一）蚜虫类

1．危害症状

蚜虫类是个体柔软、细小的昆虫，种类很多，如红花指管蚜、桃蚜、萝卜蚜等，体色多种，有黄、绿、黑、灰、褐等颜色，往往几十只至上百只群聚在党参的叶片、嫩茎、花蕾和顶芽上危害，蚜虫以刺吸式口器刺吸党参体内的养分，引起党参植株畸形生长，造成叶片皱缩、卷曲、虫瘿以致脱落，甚至使植株枯萎、死亡。

2．防治方法

党参蚜虫类的防治主要有以下几种方法：①彻底清除栽培党参园地周边的杂草，以减少蚜虫迁入的机会。②在党参栽培地中安放黄板和蓝板，可诱杀大部分蚜虫。③党参上发生蚜虫时，可用40%乐果乳油1000倍液，或50%辛敌乳油2000倍液，或25%吡虫啉悬浮剂800～1000倍液进行喷雾防治，每隔5～7天喷1次，连喷多次，直至将蚜虫杀灭为止。

（二）地老虎类

1．危害症状

地老虎类是鳞翅目夜蛾科中地老虎属昆虫的幼虫，为地下害虫，在纳雍县药用植物党参以小地老虎危害为主。其以咬食（断）嫩茎危害，低龄幼虫（1龄和2龄）在党参苗嫩叶上取食，大龄幼虫（3龄后）白天潜伏在苗床的土里，夜晚出来危害，常将地面的苗党参苗咬断，造成缺苗甚至毁苗，直接影响大田党参的移栽。

2．防治方法

党参地老虎类的防治主要有以下几种方法：①农业防治：运用人力或机械进行翻耕，以减少地老虎类幼虫体，消灭来年虫源；适度中耕除草，以破坏地老虎类的孵化和羽化条件，使其不能繁殖。②物理防治：利用地老虎类的趋光性，安装黑光灯、频振式杀虫灯、电灯诱杀成虫；将红糖、醋、白酒、水按3：3：1：10的比例制成糖醋液，然后加入总量0.1%的80%敌敌畏乳油，用其诱杀地老虎类虫源，诱蛾钵应安放在高出党参苗30cm的支架上，每天清晨捡出死蛾，将诱蛾钵盖好，晚上将诱蛾钵盖拿掉，5～7天换1次溶液，连续诱杀20～30天，诱蛾钵放置密度2个/公顷。③药剂防治：春播翻犁土地时，用4.5%敌百·毒死稗粉剂15.0～22.5kg/hm^{2}掺细土450～600kg/hm^{2}均匀撒在翻犁土中，以杀灭越冬代地老虎类的幼虫；播种时，将50%辛硫磷乳油500g加适量水稀释，喷洒在12.5～15.0kg细土上拌匀，即成毒土，将其撒入穴（沟）内，可预防地老虎类咬食党参幼芽；党参出苗后，可将毒土撒施在党参苗四周，可触杀夜间出土危害的地老虎类的幼虫；在党参苗床上用50%辛硫磷乳油1000倍液，或50%倍硫磷乳油2000倍液喷雾。

三、病虫害综合防治

（一）党参病虫害防治过程注意的问题

（1）党参病虫害防治要以防为主，综合防治，尽量少用或不用药物防治，在使用药物防治的过程中，要选择高效、低毒农药。

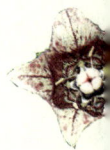

（2）尽量利用农业、生物、物理等方法防治党参病虫害，不用或少用农药防治。

（3）禁止使用剧毒、高毒、高残留或者具有三致（致癌、致畸、致突变）的农药。

（4）采收前1个月内不得使用任何农药。

（二）从各作业环节入手，加强管理，防止病虫害发生

1. 土壤消毒

在土壤体闲整地期间，备用参地将土垄扒开，施入杀菌剂，选择品种为代森锰锌，多菌灵等高效低毒农药，施入量为$20\sim30g/m^2$，施入杀虫剂敌百虫粉剂$15\sim20g/m^2$，混拌均匀，杀死土壤中固有的有害微生物及害虫。

2. 种苗消毒

播种前用50%的多菌灵稀释600倍后浸种，消灭种子携带的病原物。选择无病健壮参苗移栽，移栽前用50%的多菌灵800倍液，将种苗浸泡10分钟进行消毒，能消灭参根表面病菌。

3. 除草松土

参地四周的杂草要及时除掉，使植物通风透光良好，党参生长健壮，可抵抗病原菌的侵入和减少病虫害的发生。

党参出苗后要勤松土，提高参地土温，通过增加土壤通气性，来减少病害的发生。

4. 清理田间卫生

秋季党参枯萎时，要彻底清除地上的枯枝病叶，集中深埋或烧掉，减少第二年的侵染病原。

第四节　党参的采收与加工

一、采收

1．采收时间

党参的采收时间应在白露到秋分时节进行，即9月10日至9月30日之间。

2．采收方法

党参采收时先除去支架，割掉党参的地上茎蔓，再在党参行的一头开30cm以上的沟深挖，扒出参根，鲜参根脆嫩，易破，易断裂，采挖时一定要小心。

二、加工

1．初晒

将采收后的鲜货摊放于专用的晒篱上，晾晒1～2天，参条晒至二成干（图3-3）。

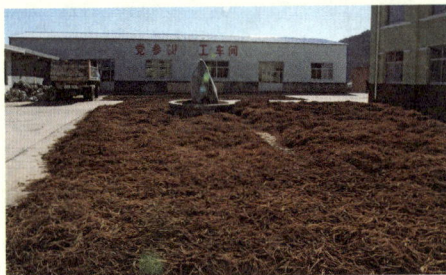

图3-3　晾晒

2．分级

将参根分成三个等级，等级标准分别为：芦下直径在1.5cm以上为一等，芦下直径在1～1.4cm为二等，直

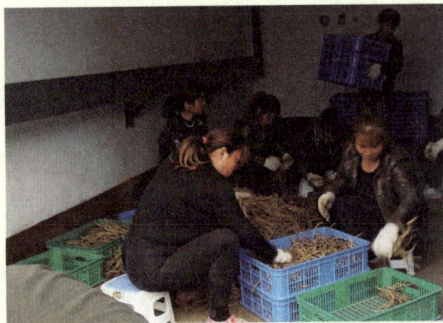

图3-4　分级

径在0.7～0.9cm为三等，0.7cm以下为等外品（图3-4）。

3．水洗

将初晒后的党参进行水洗，先将党参浸泡10～15分钟后，用专用毛刷将参条表面泥土清洗干净，取出晾晒。

4．晾晒捆把

将水洗后的党参摆放在晒篱上，置于阳光下晒至四到五成干时捆成小把。

5．揉搓

一手紧握成把党参芦头处，一手从头至尾向下顺握，使皮部与木质部密切接触，反复揉搓8～10遍，再将芦头部分揉搓8～10遍。揉搓时注意根条温度不可过高，用力不可过猛，否则就会参根皮肉搓成"母猪皮"，降低品质。晒1～2天，再按上述方法加工一遍，反复3～4次即可。

6．捆绑

揉搓后将参根分成0.5kg左右的小把，使芦头处整齐，用专用棉绳或麻绳在小把中部捆紧，最后用细皮筋将芦头处套住（图3-5）。

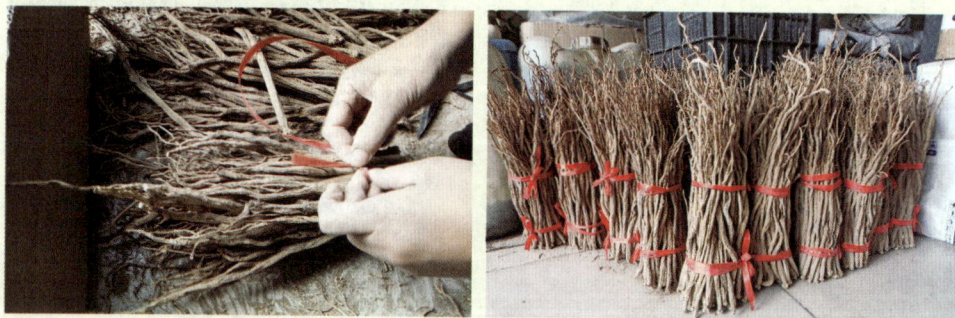

图3-5　捆把

7．晒干

将捆绑的党参置阳光下进行晾晒，直至彻底晒干。

三、产量

一般亩产在200～300kg，高产可达400kg。

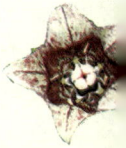

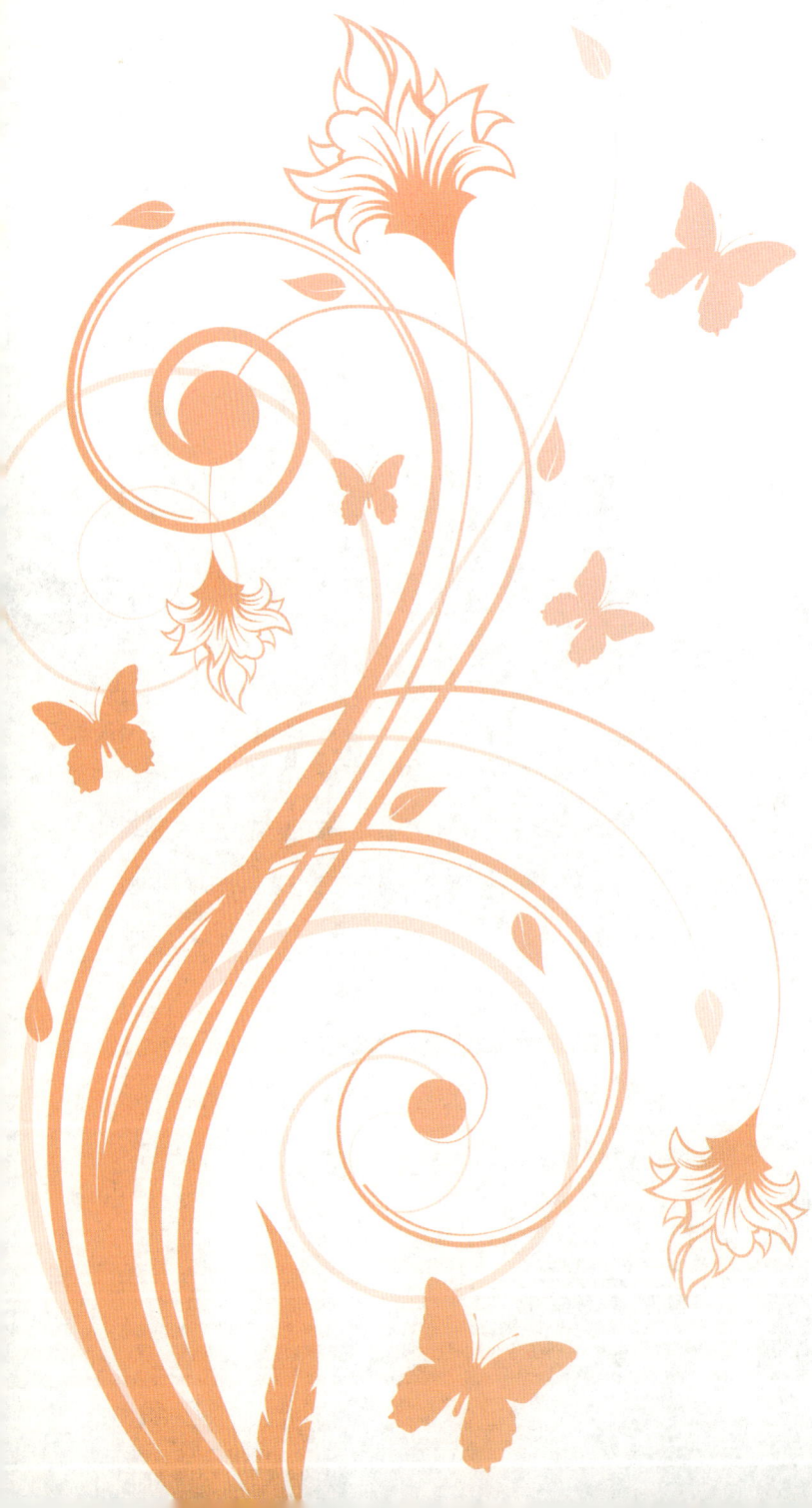

第4章

党参特色
适宜技术

第一节　山西潞党参的特色适宜技术

一、野生抚育技术

潞党参主产于山西省东南部的晋城、长治地区，这里的生态环境及气候条件非常适宜党参等多种中药材的生长。特别是晋城市陵川县占县域总面积70%的东部山区，无任何工业污染源，且气候冷凉，昼夜温差大，所产党参品质上乘，历来就是潞党参的主产区之一。李晓霞等[12]在山西陵川县进行了潞党参的野生抚育模式研究、最佳采收期研究、密度研究结果如下。

（一）试验地概况

本试验在山西省陵川县崇文镇仕图苑村进行。陵川县位于山西省东南边陲，太行山南段高峰。试验区内山峰林立，植被繁茂，森林覆盖率达63.9%。海拔高度900~1700m，无霜期140天左右，年均降雨650mm。最热的7月份，日平均气温21.3℃，按日平均气温22℃划分夏季的标准，无明显夏季，生长期内气候凉爽，昼夜温差明显，以上条件非常适合党参生长。区内土壤类型为褐土和草甸土，土壤有机质为Ⅰ级，全氮Ⅰ级，有效磷Ⅱ、Ⅲ级，速效钾Ⅰ、Ⅱ级。质地Ⅰ级。对照全国土壤养分含量分级标准，试验地土壤肥力水平中等。

（二）试验结果

1. 党参野生抚育不同种植模式的产量

不同种植模式条件下党参的产量有显著性的差异，荒地的产量最高。次生林区和灌木荒山区，党参生长受到影响，植株相对较小，生长不良，所以种子产量较低。因此，在野生抚育的几种方式中，党参以在荒地中生长模式为宜。

2. 党参不同生育期的生物量与含糖量

（1）党参不同生育期的生物量　二年生的党参其鲜重和干重在其生育期中一直呈增长趋势，在6～9月中旬间增长最快，此时为党参生长的快速增长期，9月中旬后，党参的生长速度减慢。醇溶性浸出物的含量呈现出"低-高-低"的变化趋势，随着党参生育期的推进，醇溶性浸出物的含量逐渐增加，在9月中旬党参的醇溶性浸出物的含量达到最大值后有所下降，但降低幅度不大。从党参的生长动态和醇溶性浸出物的含量变化来看，党参的适宜采收期为9月中旬后。

（2）党参不同生育期的含糖量　党参不同生长期总糖的含量呈现出"低-高-低"的变化趋势，9月份之前总糖的含量增长迅速，9月下旬后总糖含量较高且基本稳定。从总糖含量的变化来看，党参的适宜采收期为9月下旬。

3. 不同生长年限党参的产量和含糖量

（1）不同生长年限党参的产量变化　党参的产量会随着其生长年限的增加而增加。二年生党参的产量明显高于一年生的产量，不管是平均产量还是亩产量都是一年生的2倍以上。同时，三年生党参的产量高于二年生，但是其增加量不是很明显。

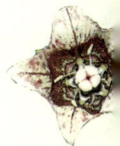

（2）不同生长年限党参的含糖量　从二年生党参与三年生党参的多糖和还原性糖的分析结果来看，二年生党参比三年生党参还原性糖含量高66%，而三年生党参比二年生党参多糖含量高12%。

党参的品质历来以"味甜者为佳"，从上述分析结果来看，二年生党参的还原性糖含量明显比三年生党参的含量高，而许多还原性糖如葡萄糖、果糖带有甜味，从这个角度来衡量二年生的党参应比三年生的党参品质好，虽然三年生党参产量比二年生党参产量高一些，但综合考虑产量、品质及其他因素，党参的适宜生长年限为二年，适宜采收期为9月下旬至月中旬。

4. 不同种植密度下党参的产量与根重

（1）大田党参不同种植密度下的产量与根重　种植株距为10cm的种植密度产量最大，但种植株距为6cm和14cm的条件下，产量之间差异不显著。从平均根重的测定结果来看，随着种植密度的增大，平均根重逐渐减少，但种植株距为14cm和18cm的条件下，平均根重差异不显著。种植密度为22cm×18cm的条件下，平均单根重较大，因此建议生产上一般采用株距为10cm的密度为适宜种植密度。

（2）野生抚育党参不同种植密度下的产量与根重　种植株距为9cm的种植密度产量最大。从平均根重的测定结果来看，随着种植密度的增大，平均根重逐渐减少，但种植株距为13cm和17cm的条件下，平均根重差异不显著。种植密度为13cm×17cm的条件下虽然平均单根重较大，党参商品规格较高，但产量下降明显，所以党参野生抚育一般采用株距为9cm的密度为适宜种植密度。

　　野生抚育药材一般不占用耕地，符合国家粮食安全战略，无药性变异，无污染，不破坏生态平衡，还能较好地保护珍稀濒危药材品种，以低投入获得高回报，尤其适合一些人工种植后药材质量有明显差异的品种，如人参、黄芩、柴胡、防风等；还有一些野生资源集中连片，抚育后迅速见效的品种，如连翘、黄芪、龙血树等。中药材野生抚育是中药材产业持续稳定健康发展的一种保证，是一种"绿色"的中药材生产模式（图4-1和图4-2）。

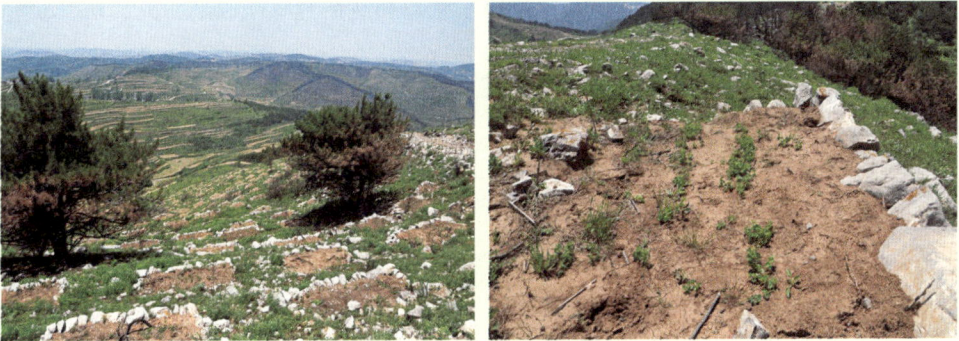

图4-1　党参荒地栽培模式

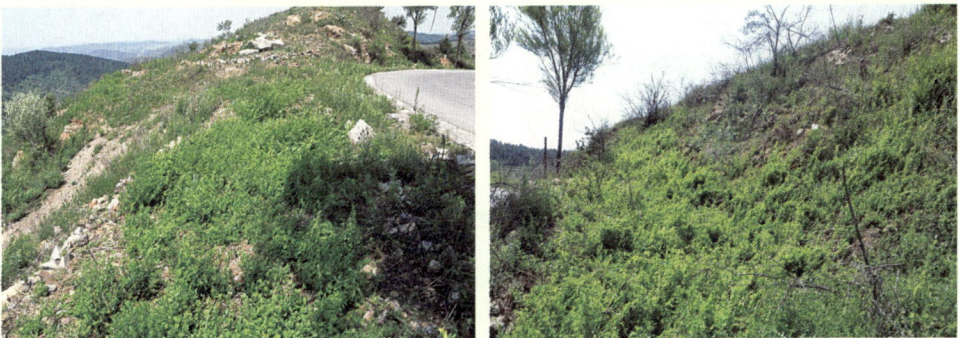

图4-2　党参坡地栽培模式

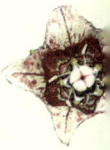

因野生抚育时间相对较长，而且山地土质养分等相对较差，野生抚育种植密度要大，有利于提高成活率。从试验结果测定主要有效成分浸出物和党参总糖含量看，野生品高于大田家种品。从实验的产量分析看，野生品低于大田家种品，这是由于人为干预少，没有施肥，完全天然。山西省山地多，可以充分利用荒山荒坡、撂荒地等开展野生半野生药材抚育，将这些土地资源变废为宝，取得生态效益和经济效益双赢的目标。

李晓霞等立足于山西省道地药材产区，选取山西道地药材潞党参开展了一系列有意义的试验研究，通过田间试验，取得了抚育模式研究、采收期研究、密度研究等探索性的进展，由于时间有限，没能进一步深入研究，但试验证明了中药材野生半野生抚育技术非常适合在山西省推广。

二、栽培法

党参在山西大部分县如五台、交城、绛县、安泽、沁源等地均有出产，但多是野生，而长治区的潞安、平顺、陵川、黎城等县则有百余年的种植历史，为了普遍推广及变野生为家种，现将潞党参栽培法综合介绍如下，供各地参考。[13]

1. 选择土地

党参不喜欢强烈阳光，故栽培时应选择阴坡或半阴半阳的地势。以排水良好，土层深厚并带腐植质的红黑土地为最好，单纯黑土或红土地亦可，但质量、色泽次之。白土地（特别是淡白土）不宜种植。

2．整地

地选好后，若是荒地，先于冬季将地内树木或杂草砍掉，熏成土肥，这样既能除去杂草种子，又能增加土壤肥力。然后用镐开地，打碎土块，使土壤疏松平坦。第二年下种前再深翻一次（约一尺深），耙平即妥。如果是熟地，除在秋末深耕一次外，第二年播种前再深耕一次即可。

3．施肥

（1）肥料　以熏肥、屋土、骡马粪、猪粪为最好。如果是离村较远的坡地或新开荒地，肥料运送不便时，还可以采用羊群卧地。

（2）施基肥　①水地育苗参（农民称为秧参），每亩可施底肥5000～7500kg，在伏天还须上两次追肥。②直播党参（农民称为撒坡参），每亩可施底肥7500～10 000kg。因直播党参大多种在山坡地或荒地内，浇水不便，所以一次上足基肥，不再追肥。

4．播种时间与方法

可分为两种。

（1）直接播种（撒坡参）　一般是在清明节前后进行播种。播种时在整好的地内，首先将种子均匀撒开，然后用小耱（以木条编的）在地面上轻轻地拉一遍（土壤能藏住种子）即可。切勿播种过深而影响发苗。每亩需种子1～1.5kg。

（2）育苗移植　（农民称为秧参和压条参）第一年先育苗，播种时间与直接播相同。播种方法也分为两种：①水地育苗：在耕地以后将地打成畦子，施以底肥，将

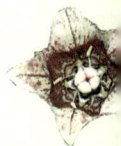

57

土弄细耙平，接着浇水，待水渗下后土发黄色时，把种子匀撒在畦内，再薄薄地盖一层土即可。每亩用种子2～2.5kg。苗长至6～9cm高时，以保持地皮不干为宜。以后遇下雨时，谨防雨后太阳蒸发，热气腾坏参苗。每早可适当地浇一些水，以减低热度。②旱地育苗：地整好后将种子均匀地撒在地内，盖一层薄土。每亩需种子2.5～3kg，最好利用雨后进行播种，便于发苗。在小苗出土前应在地面盖上一层东西，以防小苗被晒死，最好是盖些谷茬、谷草或松枝。待苗出全长到4cm高以后，就可将地面盖的东西渐渐取掉，切勿一次取净。

5．参秧的采刨与保存法

到秋季出秧时用一寸多宽的小镢头将参秧刨起，随手捆成250g或300g的小把，用湿土盖起来，或者放在背阴地或装入麻袋都可，以防晒干。如一时移植不完而发现参秧受干时，可用湿土埋一下再栽，千万不可见干而洒水，以免损坏。如果当年用不完（指秋季移植者），可在地内挖三尺多深的沟，把参秧一把一把的放入沟内，放一层参秧，盖一层土，最后在上面盖上一尺多厚的土即可，以防冻坏。但沟不可过深，以防受热而霉烂。第二年春季播种时取出就可栽种。一般水地每亩可产参秧400～500kg，旱地可产250～350kg。

6．第二年移植（农民称为压条参）

移植时间可分为春秋两季，春季在土地解冻以后，秋季在地冻之前均可进行。移植前在选好的地内按行距12～15cm挖一沟，沟深应根据参秧的长短而定，同时施以底肥，然后按株距6cm左右将参秧依次放入沟内，注意芦头与地面相齐，放好后覆土。覆土厚以苗头离地面2cm左右为宜。每亩需参秧20～25kg。

7．除草及追肥

不论水地、旱地均得勤除草，须保持田内无杂草。应提倡"从小治草"，不能和庄稼一样按部就班地去锄，也不能限制固定锄几遍。

党参也可以上追肥。旱地一般是一次上足底肥即可，在伏天水地小苗长到6～9cm高时，将发酵过的人粪放置于流水源处顺水冲入地内。

8．防治病虫害

（1）虫害　有地老虎、核桃虫、铁丝虫、蝼蛄等。地老鼠发现后即用水灌或捕打。其他虫害，根据各地经验均是在施肥或耕地时掺入红矾即可杀死。

（2）病害　近年来有一种黄心病，在五六月间发现，蔓延很快，几天后党参的心部就发黄而死。目前还没有很有效的防治方法，只能在发现后及时将病株挖出烧掉或深埋。

9．收获

（1）种子采收　秧参移植后第一年参籽在寒露时成熟，第二年在白露时成熟，以上两种均可一次收完。第三年在六七月就成熟了，但不是同时全部成熟，应成熟一批采收一批。直接播种的在第二年处暑后成熟，采收时可将地上部分全部割回，于干净处晒干，其籽自落。收起去净杂质，存放于瓷罐或缸内，以防潮湿。

（2）党参采收　一般在农作物收获后，地不冻期间可以一直采挖。但应注意移植后的二年参须在白露时刨起，不宜过迟。

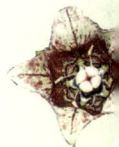

党参采刨用小镐即可，切勿刨伤其根皮。刨出后运回开始加工。

产量不一，二年参可亩产干货65～125kg，籽10～13kg；三年参产量与二年差不多，种子一般可产15kg。

10．加工方法

运回后用水洗去泥土，首先进行分条，按照大小、长短、粗细分为大、中、小条，分别晾晒，晒至柔软时（能缠在手指上不断），就进行加工。一把一把地拿起用手顺握，握时若参稍太干，可蘸些温水，握过再晒，晒一次再握一次，最好握三至五次。握的次数不可太多，多了会变成油条，减低质量。注意在握过第一次以后，就不可在室内存放，必须每天摊晒，以防霉烂。晒干后即可装箱分等出售。

第二节　甘肃白条党参的特色适宜技术

一、种子繁育技术要点

1．品种选择

白条党参栽培采用种子繁殖。党参种子一般选择从2～3年生的植株上采收种子，以3年生的植株采集种子为主，种子产量高，质量好。

2．留种田选择

选择土壤肥沃、土层深厚、土质疏松、排水良好、海拔2200～2400m、降水充

足、周围环境无污染、人畜不易践踏

的地块，并选择品种纯正、无病虫害、

分叉少、根条长的优质种苗。

3. 留种田的病虫害预防

选择留种的田块当年可采收种子，

为了保证种子质量，必须做好病虫害

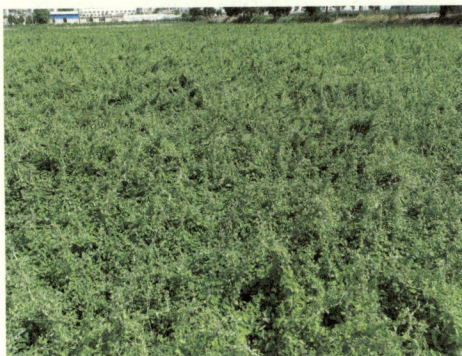

图4-3 党参留种田

预防。留种田在6月中下旬搭架，使党参藤蔓自动缠绕在架子上，既有利于光合作

用，又可以促进果实开花后授粉，提高种子产量。并在7月下旬至8月下旬开花期，用

25%粉锈宁1000倍液每隔7~10天喷1次，连喷2~3次，预防锈病；用甲霜磷锰锌或者

70%百菌清1000倍液，每隔7~10天喷1次，连喷2~3次，预防霜霉病（图4-3）。

4. 种子采收

二年生或者三年生留种的田块在10月中旬即可采收种子。待果实呈黄褐色变软，

种子黑褐色时表明已经成熟，可以采收。常用的采收方法是10月中旬在党参地上部

分藤蔓霜杀枯黄、叶片脱落，茎秆中营养已输送到地下根部后，在上午有露水时，

在地边摊开篷布，用镰刀轻轻割取藤蔓，连同竹竿支架一同放在篷布上，将藤蔓运

回干净、无污染的脱粒场地进行晾晒。一般晾晒一周左右，待果壳完全开裂、种子

干燥后，即可脱粒。

5. 种子脱粒

于11月底至12月底前，选晴好天气脱粒。在篷布或其他硬化场地上，将党参藤

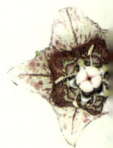

蔓摊开成20～30cm薄层，用木棍或木叉等工具轻轻挑起并敲打，震开果壳，使种子弹出。用木叉抖去藤蔓，将脱落的种子扫在一边，带有杂质的种子用风扬或者进行风选，并用铁筛清选，除去混杂物、空瘪粒及尘土。

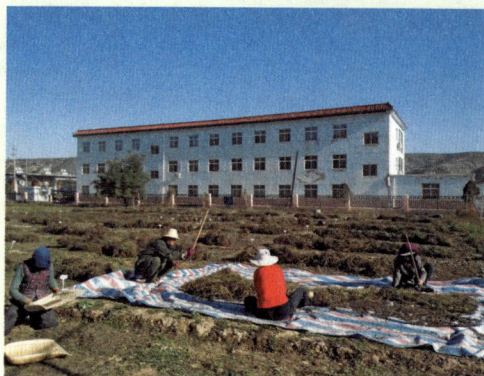

图4-4　党参种子脱粒

操作过程中要注意尽量不要损伤种子，受损害的种子发芽能力差（图4-4）。

6. 种子干燥

白条党参种子经脱粒净种后要进一步干燥，将种子置于室内通风、阴凉、干净、无污染的篷布上摊开成3～5cm薄层，勤翻动，干燥到种子的标准含水量即可贮藏。白条党参种子的标准含水量为13.0%。脱粒后的种子不可高温暴晒或短期烘干。

7. 种子贮藏

脱粒净选、自然晾干的种子按每袋5～10kg装入棉布袋或者用网纱制作的专用种子袋中挂在干燥通风的凉棚下或者放置在通风、干燥的室内木架上。白条党参种子细小，不耐贮藏，在室温下贮存1年后，发芽率降至25%左右；在室温下贮存2年后，发芽率降至3.7%，故隔年种子不宜作种用。在冰箱（0～5℃）保存可延长种子寿命，所以党参种子储藏期间，尽可能控制温度在0～5℃低温条件下。贮存期间若受烟熏或接触食盐，种子发芽率迅速下降。白条党参种子贮藏期间水分含量必须在13%以下，否则会呼吸发热，失去发芽能力。种子储藏期间，注意防虫防潮，不可强光照射，不可放在有热源的地方，如暖气、炉子或土炕等。

二、种苗繁育技术

1. 选地整地

白条党参幼苗怕晒，育苗地应选在湿润的阴坡地。选择地势平坦、土质疏松肥沃、墒情较好、不积水、杂草较少、富含腐殖质、无地下害虫危害的砂壤土地。三年以上未种植过党参等根类作物的耕地进行育苗，要求坡度小于15°，前茬以豆科、禾本科作物为好。深翻25~30cm，打碎土块，清除草根、树枝、石块，耙平，必要时可进行秋耕冻融。若排水不好宜做畦，畦面宽1~1.2m，畦间距25~30cm，畦高15~20cm，畦长不等，畦长方向同于坡向。

2. 种子准备

要求种子纯度≥95%，净度≥95%，发芽率≥90%，含水量≤12%，无病虫害。选择籽粒饱满、色泽光亮、无污染的种子，并除去杂质及受伤、破损、霉变的种子。将贮藏好的种子播种前进行晒种，并作发芽试验，发芽率≥80%的种子就可用于大田生产。播种前将种子装入布袋内，置40~45℃温水中，并不断搅拌，浸泡12小时后取出，用清水淋洗数次，放在25~30℃处，用湿麻袋或纱布片盖好后催芽，经过5~6天，种子萌动裂口露白时即可播种。

3. 播种方法

在整地后要抢墒播种，一般亩用干净优质种子1.5~2.5kg。4月中下旬至5月上

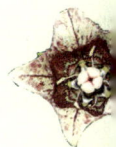

旬播种，因白条党参种子细小，为使播种均匀和播时不被风刮走，播种前将种子与草木灰、细砂或细土混拌均匀。若所在地区春季多干旱，土壤墒情较差，出苗率难以保障，则生产实践中播量应增加，如果出苗较多则间苗。在土壤较为干旱的情况下出苗率更低，可以适当增大播种量；在土壤墒情较好的情况下，适当降低播种量。白条党参一般采用畦育苗。畦育苗分条播、撒播两种，条播即在已整平的畦面上，先顺畦长方面开浅沟，一般深3cm，宽10~12cm，用细干土拌种子，用手均匀撒播在浅沟内，若遇风，手放低轻轻顺风方向撒种，要尽可能避免风吹走种子。种子播下后，用铁网筛将细碎的湿土筛在畦面上，覆土厚度0.5~0.7cm，每畦播4行，然后稍加镇压，使土壤和种子结合紧密，立即覆盖；撒播即在畦面上先耧下表层干土，然后将种子均匀撒于畦面上，用钉齿耙浅耙使种子和表层土壤混合，适当镇压即可，播后保持土壤湿润疏松（图4-5和图4-6）。

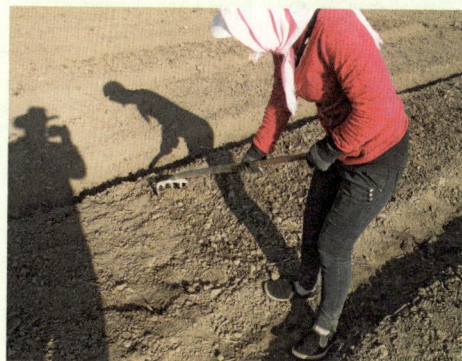
图4-5　党参育苗选地整地

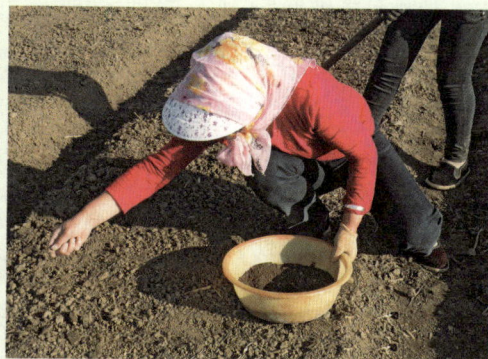
图4-6　党参育苗地播种

4. 播种施肥

白条党参种子播种时施用种肥，可以随整地施入充分腐熟的有机肥3000千克/亩作基肥。在没有施用基肥或基肥施用量不足的情况下，可在播种的同时用微量元素或腐殖酸肥料的稀溶液浸种或在播种沟内施用熏土、泥肥、草木灰和腐熟的有机肥等，但要注意有些肥料容易灼伤种子。施肥方法一般分为撒施和条施，撒施把肥料均匀撒在地表面，有时浅耙1～2次以使其与表层土壤混合；条施在行间或行列附近开沟，把肥料施入，然后盖土，在整地最后一次浅耕时，施入50%辛硫磷3.0g/m²，与土壤混合，消灭地下害虫。

5. 覆草遮阴

播种作业完成后，立即用草、树枝、树叶、小麦秸秆或其他禾本科作物秸秆均匀覆盖，厚度约5cm，用石块、树枝或土带压住覆盖物，防止风吹。覆盖量以干重计1.0kg/m²，以有利于保持土壤湿润为宜，同时还可以防止强光直晒幼苗，防止板结，保护幼苗（图4-7和图4-8）。

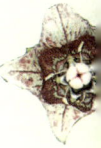

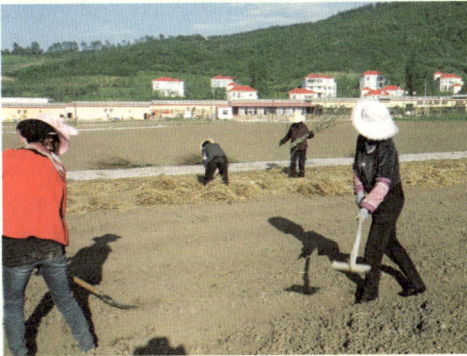

图4-7 党参播种后覆盖草   图4-8 党参苗床

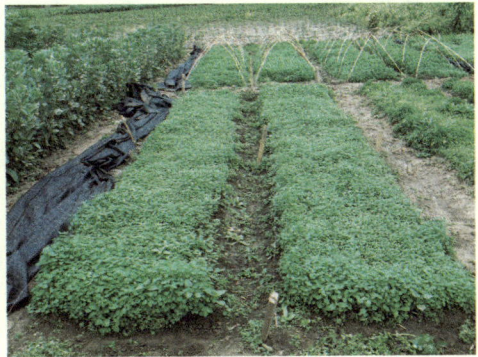

6. 苗床管理

播后苗床保持湿润，9～13天出苗，若遇干旱，则出苗时间可能较长。幼苗长出

2片真叶时开始中耕除草。中耕除草松土宜浅，避免埋苗伤根。白条党参苗封行后停止中耕除草，以防损伤党参苗。白条党参出苗有两对真叶达到1cm时，应选择阴天下午，一次将遮盖物全部拿掉，也可在党参高1.5cm时，先揭去一半覆盖物，苗高3cm再全部揭掉覆盖物。如果覆盖前期降雨较多，覆盖物紧贴地面并有部分腐烂，苗大多可以透过覆盖物时就不必揭去覆盖物，一直覆盖到起苗。对幼苗生长稠密的田块，小苗生长到5～7cm时要进行间苗，最小苗间距约1.0cm，平均苗间距3.0～3.5cm，密度以800～1000株/平方米为宜。根据苗情进行追肥，可用尿素和磷酸二氢钾各50g兑水10kg，在苗床上喷施。幼苗出土前及苗期保持畦面湿润，降水过多出现积水时要及时排涝，遇到严重干旱时有条件的地方要及时浇水。土壤封冻前在苗地上覆盖约1cm厚的细土，防止冬季土壤裂缝伤苗及畜禽危害。

7. 预防病虫害

播种后20天左右出苗。出苗期，若遇干旱需及时喷水，保持苗床湿润，以利出苗。覆盖在苗床的覆草很容易使害虫产卵，滋生害虫，所以在苗出齐后，亩用40%辛硫磷40ml兑水45kg喷洒畦面，预防地老虎、蚜虫、红蜘蛛等虫害，每隔7天喷1次，连喷2～3次。

8. 加强苗床冬季管理

10月下旬地上部分干枯时割去地上茎叶，在苗床上覆盖5cm左右厚细土，防止苗头冻干或者受损伤，参苗就地越冬。冬季土壤封冻前，春季土壤解冻后，严防牲畜践踏。

9. 起苗

白条党参苗一般选择春季采挖，春季采挖的参苗病害少，避免了冬季贮藏不当造成的根尖腐烂等病害。春季3月中下旬至4月上旬，土壤解冻后，及时采挖党参苗。起苗时，选择苗长10～15cm，粗0.3～0.5cm，须根少，头梢、尾完整，条长无分叉，头部留有1～2个芽的参苗作为一级苗，80～100苗扎一把。其余根条直径小于0.3cm或者大于0.5cm以上的苗子按长短分级扎把，按等级出售或栽植（图4-9和图4-10）。

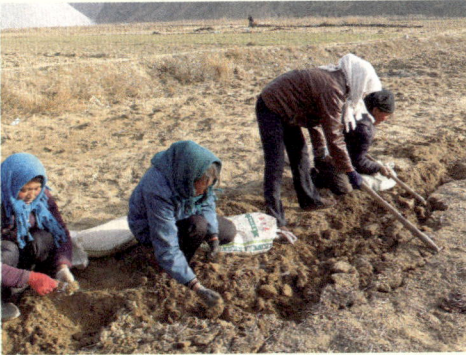

图4-9　党参起苗

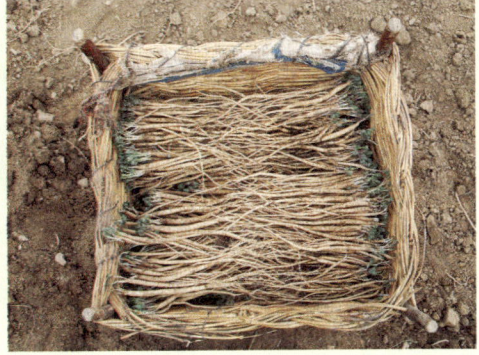

图4-10　党参苗

三、道地种苗培育技术

张小龙[14]经过反复试验，总结出了一套适宜陇西道地白条党参种苗培育的实用技术。

1. 种子选择及处理

育苗种子须经过筛精选，以籽粒饱满、无虫蛀、无霉变的上一年新采收种子为佳。捡去其中的秕粒、杂草、土块，用0.1%多菌灵盐酸盐药液浸种1小时或用50%多菌灵可湿性粉剂500倍液浸种30分钟，晾干后即可播种。

2. 地块选择

（1）选地　选择海拔1800～2300m半干旱区，土层深厚、质地疏松肥沃、有良好排灌条件或选靠近水源的地方作为育苗基地，一般以坡度小于20°的土壤较湿润的半阴坡地为好。前茬作物以小麦、豆类和胡麻等作物为佳。

（2）整地　前茬作物收获后及时深耕、晒垡，秋季结合深耕施入优质农家肥37 500kg/hm²，然后耙平压实，以利保墒。播种前结合整地施入二铵75kg/hm²、尿素75kg/hm²作为底肥。地下害虫和土传病害是影响党参种苗产量和质量的障碍因素，可用5%辛硫磷颗粒剂或5%毒·辛颗粒剂45kg/hm²和50%多菌灵可湿性粉剂22.5kg/hm²连同肥料一并施入。顺坡向每隔2m起挖宽20cm，深10cm的小沟，以利田间排水。

3. 播种

（1）播种时间　4月中下旬育苗地整平后应趁早春气温低、土壤水分蒸发量少尽早播种。

（2）播量　一般播种量为60～90kg/hm²，土壤墒情较差时应适当增加播种量。

（3）播种方法　①撒播法：将种子与等量草木灰、细砂或细土混拌均匀后撒施在苗床上，然后用扫帚轻轻拍打，覆一层薄土压实，使种子与土壤紧密结合，以利出苗。②覆膜法：4月上旬，用幅宽120cm的白色薄膜覆盖，宽幅110cm，窄幅20cm，膜两边用土压实，防止被风吹起。用手持打孔器（直径3cm），在地膜上并排打孔

（穴），穴深2～3cm，穴距10cm，行距10cm。每穴点种15～20粒，稍覆细土，再覆一层洁净细河砂，增温保墒防板结。

4. 田间管理

（1）盖草遮阴　党参种子籽粒小，幼苗生长弱，生长期怕旱、怕晒，撒播法和覆膜法都应在播种后及时用麦草覆盖，厚度3～5cm为宜，然后将麦草用水喷洒至土表湿润后用树枝压住，以防被大风刮起。高温时段应搭建遮阳网进行遮阴。

（2）除草　当党参幼苗长出地面约5cm时应及时除草。除草时用手压住杂草周围的土壤，以防杂草带出幼苗。第一次除草要小心细致，以防伤及幼苗，以后每隔30天除草一次。除草后及时覆盖遮阴，防止晒苗。

（3）水肥管理　党参幼苗极度脆弱，既怕旱又怕涝，天气干旱，降雨稀少时应及时在麦草上喷水，喷水在日落后进行，水量应以覆盖草下的土壤彻底湿润为宜，若遇降雨则少喷。待幼苗茎叶长出覆草时应减少喷水次数，土壤湿润时可不喷。若遇较大降雨引起田间积水时应及时排水。秋季结合雨水每次追施尿素30～45kg/hm^2，追1～2次即可。

5. 病虫害防治

（1）地下害虫　苗期如发现地下害虫危害，可用5%辛硫磷颗粒剂30～45kg/hm^{2}兑等量细土，撒于幼苗茎叶及覆草上，用木棍等物抖动幼苗茎叶及覆草，使药剂落入地表。

（2）根腐病　如有根腐病等土传真菌性病害发生时，可用50%的多菌灵或36%甲

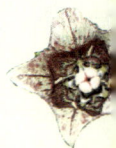

基硫菌灵可湿性粉剂800倍液交替喷淋，每隔7天1次，连防2～3次可有效控制。

6. 采挖

（1）采挖时间　土壤解冻后越早越好，一般第二年早春3月中下旬为最佳采挖时间。

（2）采挖方法　采挖前一二天，应在地表洒少量水，使土壤潮湿。用专用工具（药叉）起苗，防止伤苗断根，剔除病苗、带伤苗、无头苗及不能栽植的极小苗，采挖先从地边开始，贴苗开深沟，然后逐渐向里挖，要保全苗，不断根。挖出的种苗要及时覆盖，以防失水。

四、采收与初加工技术

（一）采收

优质党参一般生长3～5年，白条党参采挖约在10月下旬霜降前后，党参地下部分停止生长以后采挖，海拔较高的地区采挖多在霜降之前，海拔较低的地区采挖多在霜降之后。白条党参地上部分变黄干枯后，用镰刀割去地上藤蔓，党参根部在田间后熟一周，再起挖，先用四齿直把铁叉直插入土壤，将耕层土壤挖松，再用三齿爪将党参刨出，抖去泥土，收挖切勿伤根皮甚至挖断参根，以免汁液外渗使其松泡。

（二）初加工

收挖的白条党参及时运回晾晒场，挑除病株后将表面泥土用水冲洗干净，按粗细、大小、长短进行分级，用细绳在党参的根茎（芦头）处串穿成1～2m长的串，摊放在干燥通风透光处的竹席、蓬布上或干燥平坦的水泥地上晾晒数日，使水分蒸发。边晾晒，边翻动，根条变柔软、不易折断时，将党参串卷成圆柱状外包麻包用脚轻轻揉搓，一般晾晒两天，揉搓一次，共揉搓3～4次即可，使皮部与木质部贴紧、皮肉紧实。继续晾晒，反复多次，晾晒至含水量在12%～13%。晒干后的党参须放在通风干燥处，以备出售或入库。在加工过程中，严防鲜参受冻受损。入库时要防潮、防虫保存，不能用火烘烤，严禁用硫黄熏蒸上色。初加工流程如下。

（1）清洗　挑除病株后，将党参表面泥土用水冲洗干净（图4-11）。

（2）分级　摊开晾干后按粗细、大小、长短进行分级（图4-12）。

（3）上串　用细绳在芦头串穿成1～2m长的串（图4-13）。

（4）晾晒　摊放在干燥通风透光处晾晒数日（图4-14）。

（5）揉搓后晾晒　晒至半干轻轻揉搓，再晾晒2天，反复2～3次（图4-15）。

（6）干制　党参晾晒至含水量在12%～13%时即可（图4-16）。

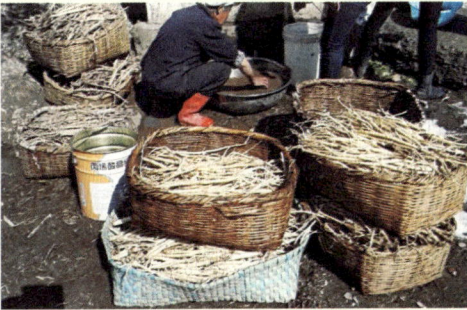

图4-11　党参清洗

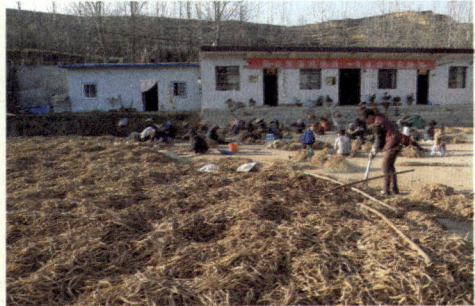

图4-12　党参理条

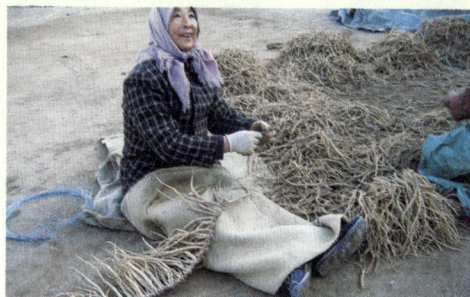

图4-13　党参上串

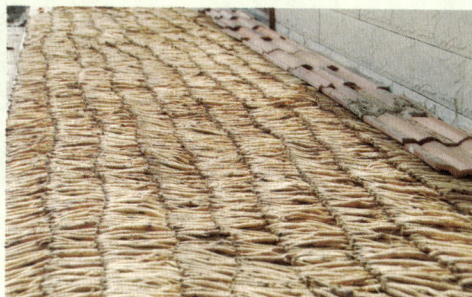

图4-14　党参上串后晾晒

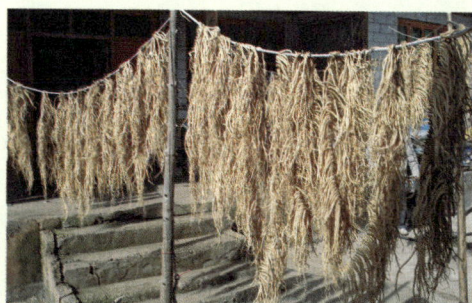

图4-15　党参揉搓后晾晒

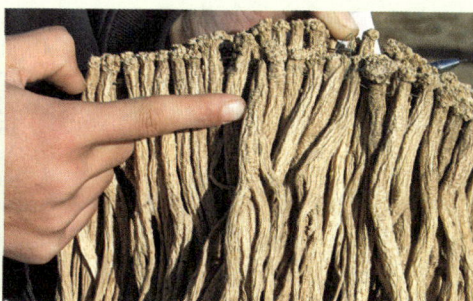

图4-16　党参晒干后

五、栽培技术

党参在甘肃省种植历史悠久，为"八大陇药之一"，陇西县、渭源县、漳县、宕昌县、临洮县为主产区。2012年，陇西县农业技术推广中心在多年试验、生产实践的基础上，制定了《陇西县白条党参栽培技术规程》（DB62/T 824—2012），对当地及周边地区白条党参生产起到了积极的指导作用。近年来，随着地膜露头栽培技术以及病虫害绿色防控技术的广泛应用，管青霞等[15]进一步完善、规范了白条党参栽培技术规程。

（一）范围

本规程规定了党参［*Codonopsis pilosula*（ Franch. ）Nannf.］栽培的选地整地、移栽、田间管理、病虫害防治、采挖、产地初加工、贮藏。

本规程适用于同类型气候地区白条党参的栽培和管理。

（二）规范性引用文件

下列文件中的条款通过本规程的引用而成为本标准的条款。凡是注日期的引用文件，仅所注日期的版本适用于本文件。凡是不注日期的引用文件，其最新版本（包括所有的修改单）适用于本规程。

GB 3095环境空气质量标准

GB 5084农田灌溉水质标准

GB 15618土壤环境质量标准

GB 4285农药安全使用标准

GB/T 8321农药合理使用

（三）术语和定义

下列术语和定义适用于本标准。

1. 正常种苗

在良好土壤和适宜的温度、水分、光照条件下，具有连续生长发育并能成为正常植株的幼苗。

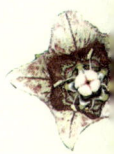

2. 不正常种苗

在良好土壤和适宜的温度、水分、光照条件下，不能连续生长发育成为正常植株的幼苗。通常是指虽已萌发，但由于初生感染（种子带菌）使幼苗发病或腐烂，导致胚轴未萌发子叶梗就已枯萎，或虽已萌发但不能正常生长的幼苗。

3. 环境条件

环境条件是指影响党参种苗生长和质量的空气、水分和土壤等自然条件。

4. 党参

叶互生在主茎及侧枝上，在小枝上近于对生。叶片卵圆形或狭卵形，端钝，叶基圆形或楔形。花单生于枝端，与叶柄互生或近对生。花冠下位，阔钟状，花期7～8月。蒴果，下部半球状，上部圆锥状，萼宿存。种子22～34粒，卵形，棕褐色。果期9～10月。千粒重0.2544～0.3256g。

（四）选地整地

移栽地应选择靠阴、地势较高、排水良好、有机质丰富的地块，前茬作物以豆类、禾本科作物为宜。所选地块上年夏秋季前茬作物收获后立即灭茬深翻、晒垡、纳雨，秋季结合深耕（耕深30～45cm）施入基肥，施入腐熟农家肥37 500～45 000kg/hm²，尿素375.0kg/hm²、普通过磷酸钙600.0kg/hm²、硫酸钾37.5kg/hm²，或尿素300kg/hm²、磷酸二铵180kg/hm²、氯化钾45kg/hm²。用50%辛硫磷乳油3750～4500ml/hm²，或48%毒死蜱乳油3750～4500ml/hm²兑水120～150kg/hm²均匀拌入农家肥，一并施入控制地下害虫。耙地保墒，有灌溉条件的地方冬前灌足底水。环境质量应符合GB 3095，

GB 5084，GB 15618等3个标准的要求（图4-17）。

图4-17　党参移栽地精细整地

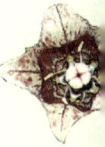

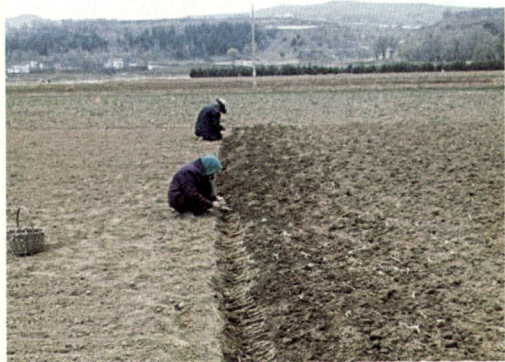

（五）移栽

1. 时间

早春3月下旬至4月下旬土壤完全解冻后进行移栽。

2. 种苗选择

种苗应选择苗龄达到1年，根长10～20cm，根直径1～3mm的中小苗移植。用量为375～450kg/hm^2。

3. 地膜选择

选择宽50cm、厚0.008～0.010mm的地膜。

4. 移栽方法

（1）露地移栽　开沟，沟深25～35cm，耙细沟前坡土块。以株距5～7cm将参苗摆入沟前坡，根系自然舒展，参头距地表2～3cm。摆完1行后，以行距20cm再开沟，取土覆盖前沟，依次进行。栽苗75万～90万株/公顷，栽完3～4行后及时用木耙耙平地面并拍打镇压（图4-18）。

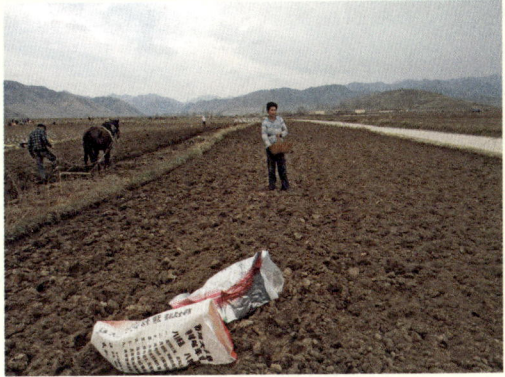

图4-18　党参露地移栽

（2）地膜露头栽培　沿地埂边按行距50cm放线，在地面表土上用平铁锹铲出深5cm左右、宽50cm的平沟，将所铲土均匀平放在沟的另一边，将种苗头朝沟的两边（即苗头朝外，尾对尾）平行摆放，株距4～5cm，保持苗头在所放线外1～2cm摆满2排后，用上一工序铲出的表土均匀覆盖于前排摆放的种苗上，覆盖苗身4～5cm，露出苗头。再在与平沟垂直的方向挖深10cm、长50cm的浅沟，将地膜一头埋入压好，边拉地膜边压土，苗头部位压土2～3cm，使地膜两边与挂线相齐（苗头正好在地膜外1～2cm），完成第1行移栽后留10cm小沟，开始移栽第2行，以此类推。

（六）田间管理

1. 追肥

7月上旬开始，降水前撒施尿素75kg/hm^2，或喷施4g/kg磷酸二氢钾溶液，或2g/kg尿素溶液，每隔20天追施1次，连追2～3次。

2. 灌水与排水

以天然降水为主，若遇持续干旱气候，有灌溉条件的地方可根据具体情况补灌2～3次，以地面不积水为宜。雨季要经常注意田间排水，确保雨水通畅排出。

3. 中耕除草

5月上中旬，株高6～9cm时进行第一次中耕除草。不宜深锄，以免损害参苗根部。松土深度5～7cm，破除板结，铲除杂草，离苗太近的杂草用手拔除，以免带出参苗。以后每隔30天除草1次，党参地上茎蔓交互占满地表时只拔出大草即可（图4-19）。

4. 打尖

最适宜打尖期为营养生长旺盛期，即6月下旬至7月中旬。对苗高30～35cm的植株，把尖端15cm的茎打掉，一般打尖2次。

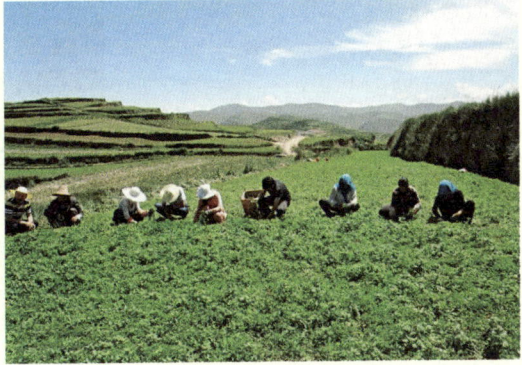

图4-19 党参中耕除草

5. 疏花搭架

白条党参开花较多，非留种田及当年收获的党参种子田，要及时疏花，减少养分消耗，促进根系生长。白条党参株高达到30cm时，可采用立体种植，即搭架栽培新技术。既可以稀疏间作早玉米、芥菜型油菜等高秆作物，其茎秆起支撑搭架作用，党参的缠绕特性可自动挂蔓，防止烂蔓，提高光合效率，做到一季两收，有效提高各种自然资源的利用率；也可以在苗高30cm时，在畦间用细竹竿或树枝等作为搭架材料进行搭架，三枝一组插在田间，顶端捆扎，以利缠绕生长，从而加强通风、透气和透光性能（图4-20）。

（七）病虫害防治

1. 防治原则

预防为主，综合防治。优先采用农业防治、物理防治、生物防治，科学合理地使用化学药剂防治的综合防治方法。不使用国

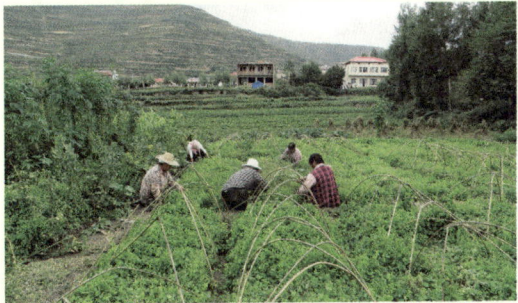

图4-20 党参疏花搭架

家明令禁止的高毒、高残留、高三致（致畸、致癌、致突变）农药及其混配农药。农药施用参照GB 4285和GB/T 8321规定执行（图4-21）。

2. 根腐病

深翻改良土壤、增施有机

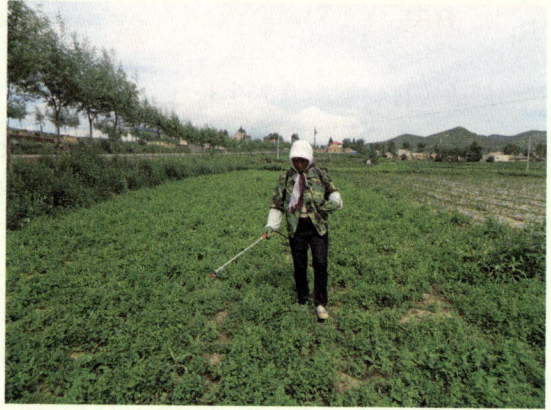

图4-21 党参病虫害防治

肥。与禾本科植物实行3年以上轮作。建立无病留种地，实施种子、土壤、种苗药剂处理进行预防。用1g/kg多菌灵盐酸盐药液浸种1小时，或50%多菌灵可湿性粉剂500倍液浸种30分钟进行种子消毒，晾干后播种。用50%多菌灵可湿性粉剂45kg/hm^2，拌细土300～450kg撒于地面，耙入土中进行育苗地消毒。用50%多菌灵可湿性粉剂500倍液，或70%甲基硫菌灵可湿性粉剂1000倍液浸苗5～10分钟进行种苗消毒，沥干后栽植。发现病株后，用50%多菌灵可湿性粉剂600倍液，或3%噁霉·甲霜水剂700倍液，或30%苯噻氰乳油1200倍液，或3%多抗霉素水剂600倍液灌根防治。

2. 白粉病

发病初期用20%三唑酮乳油2000倍液，或12.5%烯唑醇可湿性粉剂2000倍液喷雾防治。

3. 斑枯病

合理密植，增施磷钾肥，增强植株抗性。收获后及时清理田间病残体，焚烧或深埋，减少初侵染源进行预防。发病初期选用50%多菌灵可湿性粉剂600倍液、10%苯醚甲环唑水分散颗粒剂1500倍液、30%氧氯化铜悬浮剂800倍液、50%混杀硫悬浮剂800倍液及78%波尔·锰锌可湿性粉剂600倍液喷雾防治。

4. 灰霉病

收获后及时清理田间病残体，减少初侵染源。发病初期选用28%百·霉威可湿性粉剂600倍液，或10%苯醚甲环唑水分散颗粒剂1500倍液，或50%腐霉利可湿性粉剂600倍液，或40%嘧霉胺悬浮剂600倍液喷雾防治。

5. 地下害虫

前茬作物收获后深翻耙糖。将50%辛硫磷乳油，或48%毒死蜱乳油3750～4500ml/hm^{2}兑水120～150kg均匀拌入较大容量的土粪等有机肥中，结合耕翻施底肥施入耕作层内。

6. 红蜘蛛

用48%毒死蜱乳油1050～1500ml兑水750kg，或1.8%阿维菌素乳油3000～5000倍液喷雾防治。

7. 鼠害

防治措施主要以人工射杀为主。

（八）采挖

1. 采挖时间

10月下旬至11月上旬，地上部分枯萎后割掉茎叶，后熟10～15天起挖参根。

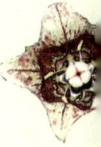

2. 采挖方法

铁叉垂直向下插入地块，挖出全根，散置于地面晾晒（图4-22）。

3. 产地初加工

将运回的党参摊于干净地面，在太阳下晾晒，抖去外皮泥土，按直径大小分成三至四级。头尾

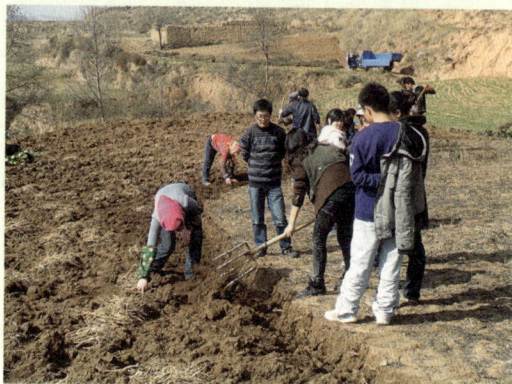

图4-22　党参采挖

理齐，横行排列，置太阳下晒至四成干，即至表皮略湿发软时用线沿根头细颈处串起，卷成直径15～20cm小捆，置木板上用手轻度搓揉2～3遍，摊于或悬挂于太阳下，或干燥、温暖的室内晒干或晾干。八成干时取下，整齐堆放，高70～100cm，放置7～10天，使参条变直，晾至全干时打开捆把，用清水冲洗，洗去外皮泥土，剔除伤疤、病斑，然后掐尾、打叉、分级，用橡皮筋扎成直径8～10cm小把，倒立于干净晒场，在太阳下晒干装箱，即为把子党参。

第三节　甘肃纹党（素花党参）的特色适宜技术

一、生态环境适应性

甘肃道地药材纹党属桔梗科党参属植物素花党参，喜凉爽气候，有较强的耐寒性，怕水涝，忌高温。幼苗期要求土壤湿润，成株后较耐旱，适宜在海拔1700～2300m，降水量600～1200mm，积温在1800～2370℃的地区生长。纹党参属深根植物，要求土层深厚、土质疏松、透水、透气性良好的富含有机质的土壤，凡黏重板结、含水量高的黏土以及土质瘠薄、地下水位高、低洼易积水的土地均不宜种植，忌连作。

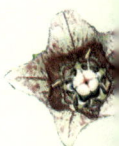

二、种植技术

1. 采种

选择生长健壮、无病虫害两年以上生的纹党参田采收种子。采收时期在农历7～9月间，待果实呈黄褐色变软，种子黑褐色时开始采收。采收的种子阴干去净草皮后，用粗布袋包住，小心存放于阴凉、干燥、通风处。

2. 整地与施肥

纹党参幼苗怕晒，育苗地应选在湿润的阴坡处。选择地势平坦、土质疏松肥沃、墒情较好、不积水、杂草较少、富含腐殖质、地下害虫危害较轻的红壤土、黑壤土、

81

腐殖质土地，深翻25～30cm，打碎土块，清除草根、树枝、石块，耙平。结合整地施入充分腐熟的有机肥3000千克/亩作基肥。

3. 种子处理

选择籽粒饱满、色泽光亮、无污染的种子，并除去杂质及受伤、破损、霉变的种子。播种前进行晒种，并作发芽试验，发芽率≥80%的种子就可用于大田生产。播种前将种子装入布袋内，置40～45℃温水中，不断搅拌，浸泡4小时，捞出用清水反复冲洗，放在25～30℃处，用湿麻袋或纱布片盖好催芽。经过1～2天，种子萌动膨胀时即可播种。

4. 播期与播量

纹党参播种时间范围长，育苗春秋雨季均可，由土壤水分状况而定。春播在3月底至4月初土地解冻后进行，春播宜早不宜迟，早播苗早齐，根系扎得早，抗旱能力强。秋播时一般不进行种子处理，不宜太早，否则种子出苗易被冻死，影响第二年生长。纹党参播种量1.5～2千克/亩，在土壤较为干旱的情况下出苗率低，可以适当增大播种量；在土壤墒情较好的情况下，适当降低播种量。

5. 播种方法

纹党参一般采用畦育苗。畦育苗分条播、撒播两种。条播即在已整平的畦面上，先开浅沟，深3cm，宽10～12cm，用细干土拌种子，用手均匀撒播，若遇风，手放低轻轻顺方向撒种子，要尽可能避免风吹走种子，覆土厚度0.5～0.7cm，然后稍加镇压，使土壤和种子结合紧密；撒播即在畦面先耧下表层干土，然后将种子均匀撒于畦面上，用钉齿耙浅耙使种子和表层0.5～1.0cm土壤混合，适当镇压即可，播后保持土壤湿润、疏松。播种完成后，立即用草、小麦秸秆或其他禾本科作物秸秆均匀覆盖，厚度约3cm，适当用石块、树枝或土带压住覆盖物，防止风吹，亦可以防止强光直晒幼苗，防止板结，保护幼苗。

6. 苗床管理

播后苗床保持湿润，9～13天出苗（若遇干旱，则出苗时间较长）。幼苗长出2片真叶时开始中耕除草，中耕除草松土宜浅，避免埋苗伤根。种子发芽后前期草要用手拔除，以防损伤种苗，苗高5cm再全部揭掉覆盖物。如果覆盖前期降雨

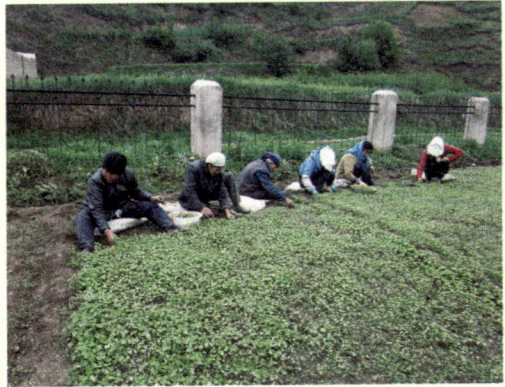

图4-23　纹党参苗床管理

较多，覆盖物紧贴地面并有部分腐烂，苗大多可以透过覆盖物，密度以500～600株/平方米为宜。起苗方法是先用三齿铁叉将苗掘起，然后轻轻翻下，拣出种苗，抖掉泥土，切勿伤根。将挖起的种苗按20%带土量，扎成300～500g小把，装入麻袋或塑料编织袋，运到移栽地移栽（图4-23）。

7. 移栽地整地

选择土层深厚、肥沃疏松、腐殖质土或黑壤土的生荒地种植。整细耱平，结合整地施足底肥。以农家肥为主，有机肥与无机肥配合使用，施足基肥。基肥在整地

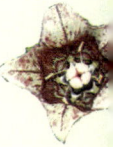

时施，亩施3000kg，7月下旬追肥，以钾肥为主，亩施10kg。

8. 起苗移栽

春栽时间为第二年3～4月，当土壤解冻，纹党幼苗开始萌芽前移栽。春栽成活率高，但须根多；秋栽在种苗采收后即可移栽。移栽前，将腐烂、发霉、体伤、折断的苗除去，老苗、分叉苗及根茎2mm以下难以快速生长的特小苗除去，剪去种苗根尖生长点。优质种苗的外观特征是健壮，无病虫感染，无机械损伤，质地柔软，幼嫩，均匀，条长，直径2～4mm，苗长15cm以上，百苗鲜重60～80g。移栽密度可按株距10cm，行距30cm定植，保苗密度为18 000～19 000株/亩。栽植通常沟栽，按沟距30～40cm，深25cm开沟，大中小苗相间按10～15cm株距顺斜放于沟旁一侧，苗头低于地面1cm，再开第二个沟的土将前一个沟覆土，厚度2cm左右，然后适当镇压（图4-24）。

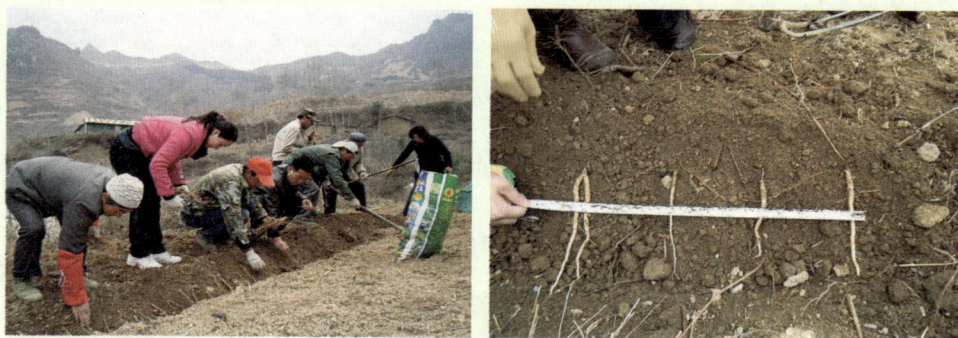

图4-24 纹党参移栽

9. 中耕除草

纹党参移栽后杂草生长迅速，除草要及时，在出苗期，杂草苗小根浅，除草省工省时。一般在移栽后30天苗出土时第一次中耕除草，苗藤蔓长10cm时第二次中耕除草，苗藤蔓长40cm时第三次中耕除草。除草时不要损伤或碰坏党参苗。苗藤蔓封垄后，可抑制杂草生长（图4-25）。

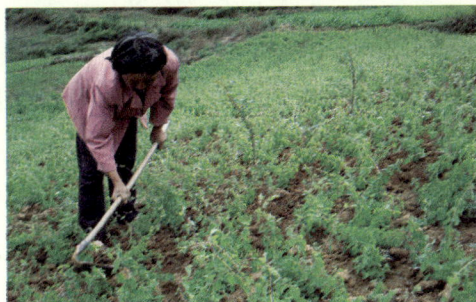

图4-25　纹党参中耕除草

10. 剪蔓搭架

为了抑制地上部分生长过旺，减少养分过分消耗，使地上和地下生长平衡，第二年在生长中期，地上部分生长过旺，藤蔓层过厚，光照不足时，可适当整枝，即割去地上生长过旺的枝蔓茎尖15～20cm，可抑制地上部分生长，改善光照条件，减少藤蔓底层的呼吸消耗。

当苗高约30cm时搭架，使茎蔓攀架生长。搭架应根据当地具体条件灵活掌握，就地取材。目的是通风透光，枝叶充分舒展，增加光合作用面积，使植株生长健壮，提高抗病能力，提高参根和种子产量（图4-26）。

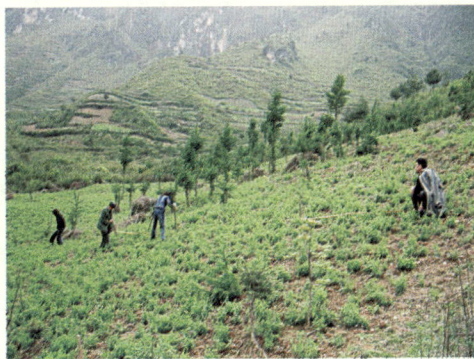

图4-26　纹党参剪蔓搭架

11. 合理追肥

合理追肥是增产的关键，其目的是及时补给植株代谢旺盛时对养分的大量需求。

追肥以速效肥料为主，一般追肥以钾肥为主，追肥的同时要注意及时清除田间杂草，以免杂草争肥。在雨季，要注意排涝，防止烂根。

12. 病虫害防治

纹党参病虫害较少，病害主要有根腐病和锈病。根腐病多于高温多雨的7月下旬至8月中旬发病，靠近地面的侧根和须根变黑褐色，重者根腐烂、植株枯死。锈病一般秋季危害叶片，病叶背面隆起呈黄色斑点，后期破裂散出橙黄孢子。

（1）根腐病防治措施　注意倒茬；雨季及时排涝；发现病株连根拔除，并用石灰消毒病穴。发病初期喷洒或浇灌5%甲基托布津可湿性粉剂500倍液，或50%多菌灵可湿性粉剂500倍液。也可用65%可湿性代森锌500倍液喷洒或灌根。

（2）锈病防治措施　清洁田园、烧毁残株、清除病原菌；通过搭架来增加田间通风透光能力等均可减轻锈病的危害。发病初期用萎锈灵或多菌灵500mg/L浓度喷雾防治，也可用20%三唑酮乳油80ml或15%粉锈宁可湿性粉0.12千克/亩，兑水喷雾防治。如果锈病发生较重，可适当加大药剂用量。

（3）虫害防治　纹党参虫害有蝼蛄、小地老虎、蛴螬、蚜虫、红蜘蛛等。除在侵染率高、危害严重的极端情况下，采取一定的化学防治措施之外，一般不施用化学农药。

蛴螬、地老虎、蝼蛄可用撒毒饵的方法加以防治。先将饵料（秕谷、麦麸、豆饼、玉米碎粒）5kg炒香，而后用90%敌百虫30倍液0.15kg拌匀，适量加水，拌潮为度，撒在田间，在无风闷热的傍晚施撒效果最佳。蚜虫、红蜘蛛用噻螨酮2000倍液喷雾防治。

此外，纹党参具有芳香味，鼠害十分严重，最佳的防治方法是弓箭射杀。

三、采收初加工技术

1. 采收

纹党参收获约在十月下旬霜降前后，抢在土壤结冻以前，地下部分停止生长以后收挖，海拔较高的地区采挖多在霜降之前，海拔较低的地区采挖多在霜降之后。在初霜以后，党参根部仍能继续膨大生长，为充分利用生长季节，提高产量和质量，不可过早采挖。但在霜降之后，叶片迅速枯黄，根部膨大生长已渐停滞，若土壤结冻，根条变脆，容易折断，不利于操作，因此收挖过迟会影响纹党参产品质量。

纹党参栽植1～3年采挖。地上部分变黄干枯后，用镰刀割去地上藤蔓，根部在田间后熟一周，再起挖，这时期纹党参根部汁稠饱满，一般1.25kg可干500g。整根挖出时要慎重，切勿伤根，以免影响售价等级。采挖时先用三齿铁叉将纹党参一侧土壤挖空，再将纹党参挖倒，将挖出的根拣出抖去泥土，收挖切勿伤根皮甚至挖断参根，以免汁液外渗使其松泡。

2. 初加工

挖好的纹党参及时运回，先将表面泥土用水冲洗干净。

按粗细大小分成等级，用细线串成3m长的串，摊放在干燥通风透光处的竹箔上或干燥平坦的地面、石板上，也可以挂起晾晒数日，使水分蒸发，晾晒12天左右后，根系变柔软，不易折断。再将其堆放到一起，用塑料膜覆盖后"发汗"1～2天，增加柔软度。

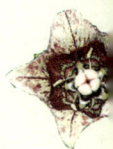

87

将党参串卷成圆柱状外包麻包用脚轻轻揉搓，一般揉搓3～4次即可，使皮部与木质部贴紧、皮肉紧实。揉搓结束后继续堆放"发汗"，参条变柔软后进行二次揉搓。完成搓条后，将纹党参整齐堆码，并在最上面放重物压24小时，促进多糖的转化。

将参串挂起晒干或烘干至含水量在12%以下后，用水冲洗干净并晾干后置于阴凉通风干燥处备用，然后下串、整形、筛选、分等级、装箱。

3. 纹党参采收初加工流程

采挖→清洗→晾晒→分级上串→第一次发汗→揉搓→第二次发汗→二次揉搓→清洗→晒干→筛选分级→包装。

（1）采挖 栽植1～3年后10月下旬霜降前后采挖（图4-27）。

（2）清洗晾晒 洗去参根表面泥土，摊开晾干（图4-28）。

（3）分级上串 分等级后串成3m长的串，晾晒12天左右（图4-29）。

（4）第一次发汗 用塑料膜覆盖后堆放1～2天，增加柔软度（图4-30）。

（5）揉搓 卷成圆柱状用脚轻轻揉搓3～4次即可（图4-31）。

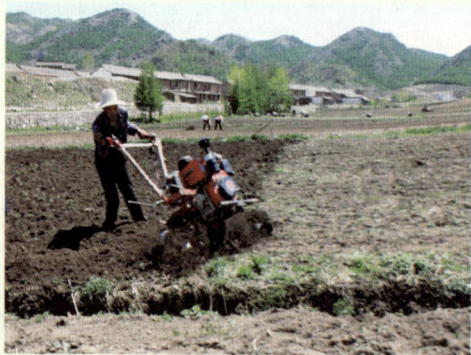

图4-27 纹党参采挖

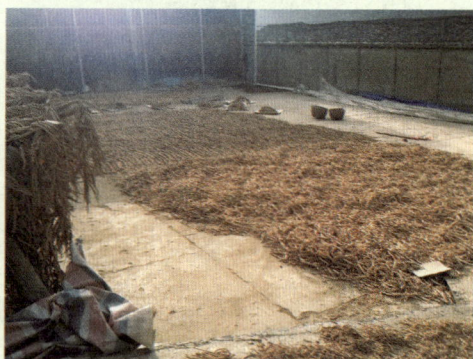

图4-28 鲜纹党参晾晒

（6）第二次发汗　揉搓结束后继续堆放"发汗"，使参条变软（图4-32）。

（7）二次揉搓　二次搓条后整齐堆码，上面放重物压24小时（图4-33）。

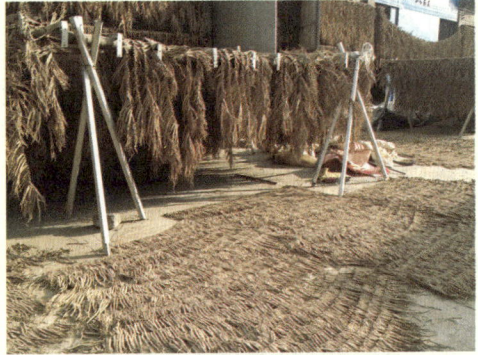

图4-29　纹党参上串晾晒

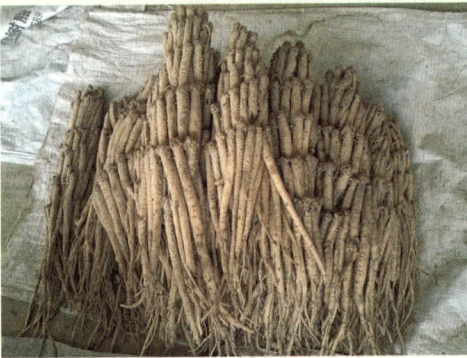

图4-30　纹党参第一次发汗

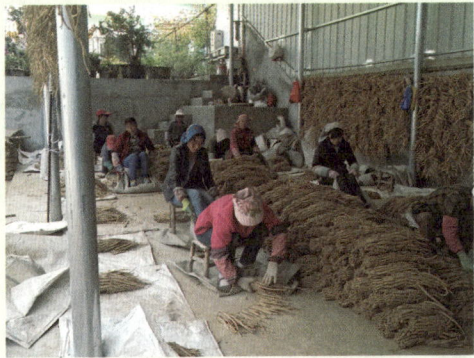

图4-31　纹党参第一次揉搓

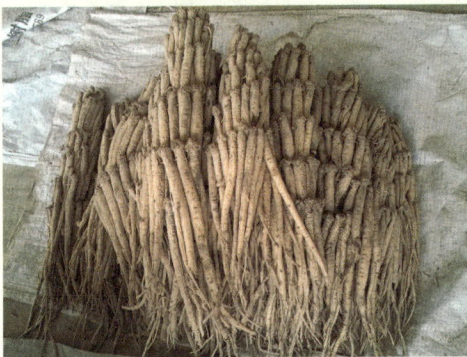

图4-32　纹党参第二次发汗

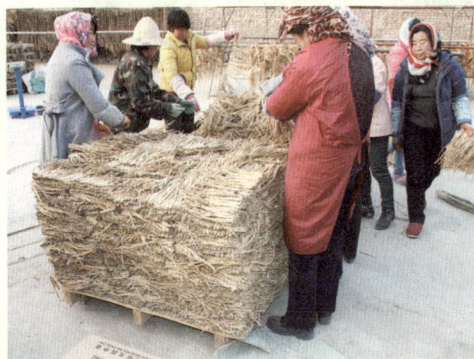

图4-33　二次揉搓后堆放

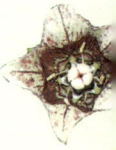

（8）清洗　用水冲洗干净，晾干后置于阴凉通风干燥处备用（图4-34）。

（9）晒干　挂起晒干至含水量在12%以下（图4-35）。

（10）筛选分级　下串、整形、筛选、分等级、装箱（图4-36）。

（11）纹党一等品　身长15cm以上，接近头部2cm处围径5.5cm以上（图4-37）。

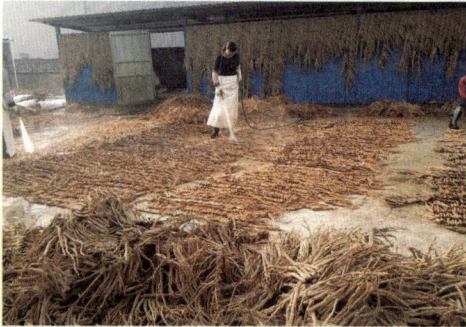

图4-34　晾晒后清洗

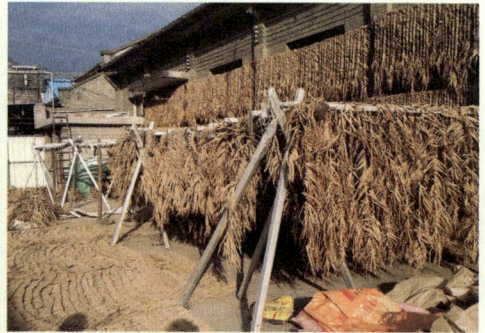

图4-35　纹党参晾晒至干

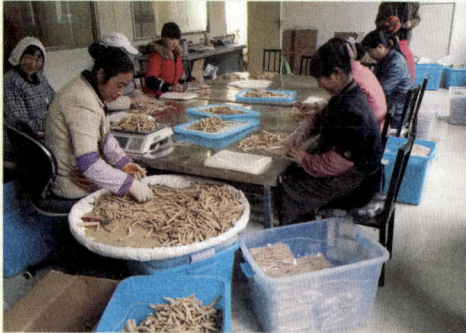

图4-36　纹党参筛选分级

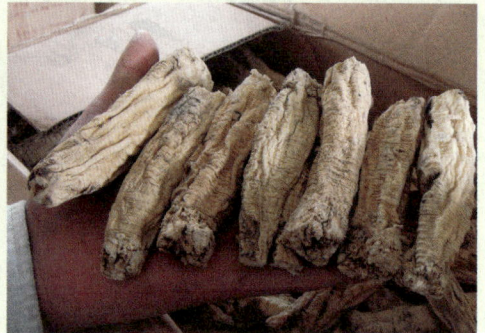

图4-37　纹党参一等品

第四节　川党参的特色适宜技术

一、生产操作规程

本生产标准操作规程按国家食品药品监督管理总局颁布的《中药材生产质量管理规范》（试行，简称GAP），结合产地科学研究及巫山川党参产区综合示范，制定了重庆市巫山县川党参规范化生产的规范技术要求。本规程适用于巫山县及周边区县川党参药材生产。[16]

（一）产地环境要求

巫山县位于重庆市东部边缘，东与巴东，南与建始，西与奉节，北与巫溪和神农架林区接壤，称重庆市东大门。地理坐标为东经109°33′～110°11′，北纬30°45′～31°28′。海拔73.1～2606.9m种植基地在海拔1500～2000m的中山区。

1．气候条件

巫山地属亚热带季风性湿润气候区，四季分明，常年平均气温16.2℃，极端最高气温41.8℃，极端最低气温-6.9℃，无霜期270天，年降水量1020mm左右，年均日照时数1540小时，年均相对湿度79%。海拔高差大，立体气候特征明显，随着海拔升高，气温降低，雨量增加，日照增多。宜亚热带至山地温带作物生长。

2．土地资源

全县幅员面积2954.72km²耕地毛面积占土地总面积的23.98%，其中水田占耕地的

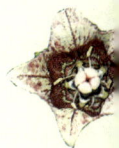

18.3%，水稻土、冲积土、紫色土、黄壤、山地黄棕壤分别占耕地的10.41%、2.09%、23.8%、55.29%、8.41%。巫山川党参生长的土壤属微酸性，表层有机质含量较高，全氮含量较低，全磷和速效磷中偏下，全钾和速效钾含量较高，生产发展中应注意磷肥的供给。川党参在黄泥土和山地黄棕壤上生长较好。

3. 生态环境质量标准

川党参基地必须选择适宜的生长区，有着良好的生态环境条件。按照《中药材生产质量管理规范》等要求，选择空气、水质、土壤无污染的地区，周围不得有污染源，空气质量应符合大气环境质量标准的二级标准，灌溉水质应符合农田灌溉水质标准，土壤应符合国家土壤环境质量标准。基地应远离主干公路、城市垃圾堆放场、矿山矿渣等地方。

4. 川党参适宜生长的条件

川党参对气候适应性较强，耐寒，喜温暖，怕水涝。道地性显著，种植基地的选择范围较宽，主要分布于巫山、巫溪、奉节、城口、开县、云阳、南川、武隆。因产地及加工方法不同而有不同的商品名。

川党参根系入土较深，宜选择土层深厚、土质疏松肥沃、富含腐殖质的壤土或砂壤土种植为最好，地势低注、土壤质地黏重及盐碱土均不宜栽培。

高温对其生长不利，温度在30℃以上生长受到抑制。对光照要求严格，幼苗喜阴需适当遮阴，幼苗期需光15%～20%，成株期需光90%～100%。川党参忌连作，前茬作物以玉米、马铃薯为好。

川党参对水分要求不严格，一般年降水量在500～1200mm，平均相对湿度70%左右即可正常生长。

5．川党参生长习性

川党参为桔梗科多年生草质藤本植物，多生长在海拔1000m以上的中山区，喜冷凉气候，夏季炎热气候对生长发育不利，川党参具有较强的抗寒能力，即使在-30℃左右的严寒条件下也不会被冻死。川党参种子细小，在适宜的水分条件下，温度10℃以上即可萌发，发芽最适温度为15～20℃。新鲜种子发芽率约80%，隔年成种发芽率低不宜作种用。川党参耐寒，根部能在土壤中露地越冬。幼苗期喜阴，大苗至成株喜阳，因此，育苗田宜选择阴坡或在苗期遮阴，移栽的地块宜选择阳坡。

（二）物种与品种类型

本规程适用的物种为桔梗科多年生草本植物川党参*Codonopsis tangshen* Oliv.。重庆党参产区所用的原植物主要是川党参，由于长期栽培形成很多地方品种，巫山产的称庙党，巫溪产的称大宁党，奉节产的称夔党，川党参是一种道地的出口品种，以其单枝、肥壮、味甜、肉质等特点远销港台及东南亚地区。

（三）选地与整地

1．选地

川党参育苗地在平原地区宜选择地势平坦、靠近水源、土质疏松肥沃、排水良好的砂质壤土，在山区应选择排水良好、土层深厚、疏松肥沃的砂质壤土，坡度15°～30°的半阴半阳的山坡地或二荒坡地，地势不宜过高，一般海拔2000m以下为

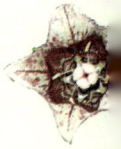

宜。移栽地选择不严格，除盐碱地、涝洼地外，生地、熟地、山地、梯田等都可种植，以土层深厚、疏松肥沃、排水良好的砂壤土为佳。过黏重或过贫脊的砂土不宜选择，忌连作，前茬以玉米、马铃薯为好。无论选择生地还是熟地，都必须符合国家土壤环境质量标准。

2.整地

若选熟地，前茬作物收获后翻耕一次，使土壤充分风化，减少病虫害，播前再耕一次，并施堆肥、厩肥作底肥，选用生荒地，先铲除杂草，拣除石块、树枝、树根，将杂草晒干后铺于地面焚烧，深耕土地，耙细整平，开1.3m高厢，山坡地可不开厢，但要开好排水沟。

（四）繁殖技术

川党参用种子繁殖，采用育苗移栽，也可直播，以育苗移栽为主。

1.良种选育

选育优良品种是保证药材获得高产稳产、提高抗逆性的最佳措施，建立良种基地或种子田是获得良种的有效途径，良种田应选择水利条件好、腐殖土层深厚、土壤肥力高、质地均匀的地块。施肥和管理措施上要高于生产田，在种苗选择上，要选择具有栽培种的典型特征，主根粗而长、分叉少、皮色正、无病虫害的种苗做种子田栽植用。未建立良种田的，也可在一般栽培田块中选择具有栽培种特性，植株生长旺盛健壮，无病虫害的植株作为采种母株。以2～3年生种子为最好，一般在8～9月种子变褐色时采收，阴干，储藏备用，隔年种子不宜作种。

2．育苗

育苗地要精耕多耙，使土壤细碎疏松。有条件的施腐熟堆肥和草木灰作基肥，无上述肥的，每亩可施50kg磷铵或复合肥做基肥。育苗春播和秋播均可，以秋播为好。春播在3月下旬至4月上旬，秋播在9月中旬至10月上旬。播前在整好的地上按1.3m宽开厢，将种子拌成种子灰，均匀播于厢上，条播和撒播均可，条播亩用种量1.52kg，撒播的亩用种量22.5kg。播后覆盖一层薄土，以盖住种子为度。播后要注意适当浇水经常保持土壤湿润，利于种子发芽出苗。为使种子提早发芽，可实行温汤浸种处理，即用40～50℃的温水浸种10～20分钟，边搅拌边放入种子，然后将种子装在纱布内，用清水洗数次，再放在室温15～20℃砂堆上催芽，每隔3～4小时用清水淋洗一次，经5～6天种子裂口或露白即可播种。育苗1亩可移栽2～3亩。

3．移栽

川党参育苗一年即可移栽，移栽期多在秋季倒苗后或春季萌芽前。高海拔山区可采用育苗两年再移栽。移栽前将秧苗挖起，捆成30～50株的小把，放在荫蔽潮湿的地方，挖起的秧苗最好在当天栽完。如果发生苗干时不要浇水，应埋入湿土中1～2天，秧苗即可复原。移栽行距20～23cm，株距5cm左右。栽时，视秧苗长短，在厢上开深浅合适的沟，将苗斜放沟中，尾部不要弯曲，覆上细土，踏紧后再覆土与厢面平。在较高山区秋季移栽，其芦头应在土面以下7～8cm，以防冰冻之害。在有些高山区采用育苗2年再密植移栽，亩产量较高。为防止或减少病害，移栽时可用25%多菌灵300倍液浸根30分钟再移栽。

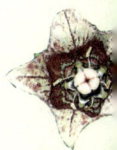

（五）田间管理

1. 苗期管理

（1）遮阴　无论春播还是秋播，都要根据川党参幼苗期喜湿润，怕旱涝，喜阴，怕强光直射的习性进行荫蔽，方法有用盖草遮阴、遮阳网遮阴和间作高秆作物遮阴等。育苗田播后最好盖一层稿秆或草，出苗后揭去。

（2）间苗补苗　出苗后要精细管理，苗高5～7cm时间苗，每隔2cm留苗1株，缺苗较多要及时补苗。

（3）除草施肥　出苗后必须及时拔除杂草，间苗匀苗后有草即除，施稀薄的人畜粪水及适量尿素提苗，后期配合施用氮磷肥。

（4）搭设支架　苗高30cm时要用竹竿或树枝搭支架。

（5）排灌　水出苗期保持湿润，幼苗期根据地区、土质等自然条件适当浇水，苗长到15cm以上就不需浇水。雨季注意排水，防止烂根烂秧。

2. 移栽后管理

（1）中耕除草　清除杂草是确保川党参增产的主要措施之一，封行前要勤除杂草，松土，并注意培土防止芦头露出地面。

（2）施肥　移栽地在整地时要施足底肥（土杂肥），春季除草后施人畜粪水加适量尿素提苗，秋季亩施磷铵或复合肥50kg，结合中耕培土将肥翻入土中。

（3）搭架　苗高约30cm搭设支架，便于茎蔓攀援，通风透光，增强光合能力，促进苗强苗壮，减少病虫害。

（4）疏花　川党参花较多，非留种田及当年收获的参田要及时疏花，减少养分消耗，以利根部生长。

（六）病虫害防治

1．防治基本原则

"预防为主，综合防治。"按照病虫害发生的规律，科学地使用物理防治、生物防治与化学防治技术，有效控制川党参病虫危害。严禁使用中药材GAP生产中禁止使用的农药。

2．防治方法

（1）锈病　①农业防治：搭设支架，开沟排水，彻底清除枯枝落叶，集中烧毁，减少病原，与玉米、大豆等轮作。②化学防治：选用25%粉锈灵1000倍液和90%敌锈钠400倍液喷洒植株效果良好。

（2）根腐病　①农业防治：搭设支架，开沟排水，彻底清除枯枝落叶，集中烧毁，减少病原，与玉米、大豆等轮作。②化学防治：用绿亨一号3000倍液和70%甲基托布津1000倍液灌窝1000～1500ml，对川党参根腐病有较好的防治效果。

（3）虫害　川党参虫害主要是蚜虫和蟒蛴，用乐果乳油1500～2000倍液喷杀效果较好。蟒蛴除人工捕杀幼虫外，可用90%晶体敌百虫与炒香的菜籽饼制成毒饵进行诱杀，用50%锌硫磷乳油1000倍液浇灌根际周围也能达到较好防治效果。

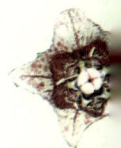

（七）采收加工

1．采收

（1）采收时间　川党参从播种到收获需3～4年，育苗1年移栽的，必须在移栽后第二年或第三年收挖，育苗2年移栽的，在移栽后第一年或第二年收挖。收挖时间9月中旬至10月中旬。

（2）采收方法　采挖选择晴天，先除去支架，割掉参蔓，在厢的一边开深沟，小心刨挖，较大的根运回加工，较小的根用作移栽材料。挖出参根后，抖掉泥土，按其粗细长短分等晾晒后加工。

2．加工方法

将挖出的党参剪去藤蔓，抖去泥沙，摊放于晒场，晒至三四成干呈柔软状，按大小分级，用手顺握成把，置木板上用手揉搓后再晒，反复3～4次直至晒干，多雨地区无法晒干，可用炕，炕至三四成干揉搓，反复数次直至炕干。川党参折干率约30%。

3．产量

每亩产干品250～300kg，高产的可达500kg。

二、高效栽培 [17]

（一）繁殖方法

川党参用种子繁殖，育苗移栽，也可以直播。党参一般栽种第2年开花结果，最好采收3年生植株上充实饱满的种子作繁殖用种。9～10月份，当果皮微带红紫色部分开裂、种子变黄褐色时采收，堆放于室内后熟数天，待果实大部分开裂再阴干搓出种子备用。陈年种子不能作种用。

（二）选地整地

川党参宜选用生荒地或休闲地栽培，不宜连作。把冬季所选地块上的灌木杂草，铺于地面焚烧，翻入土中作底肥。选用熟土栽种的，宜在播种或移栽前深耕1次，将基肥翻入土中，清除杂草石块，然后耙细整平作厢。

（三）育苗

育苗地要精耕细耙，使土壤细碎疏松。有条件的施腐熟堆肥和草木灰做基肥，无上述肥的每亩可施50kg磷酸铵或复合肥作基肥。育苗春播和秋播均可，以秋播为好。春播在3月下旬至4月上旬，秋播在9月中旬至10月上旬。播前在整好的地上按1.3m宽开厢，将种子拌入种子灰，均匀播于厢上，条播和撒播均可。条播亩用种量1.5～2kg，撒播亩用种量2～2.5kg。播后覆盖一层薄土，以盖住种子为度。播后要注意适当浇水，经常保持土壤湿润，以利于种子发芽出苗。有条件的播后最好盖一层稿秆或草，出苗后揭去。出苗后要精细管理，适当施稀薄的人畜粪水提苗。苗高5～7cm时要除草间苗每隔2cm留苗1株，以后见草就除。育苗每亩可移栽5亩。

（四）移栽

川党参育苗2年即可移栽，移栽期多在秋季倒苗后或春季萌芽前。移栽前将秧苗挖起，捆成30～50株的小把，放在荫蔽潮湿的地方，挖起的秧苗最好在当天栽

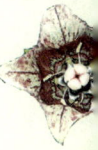

完。如果发生苗干时不要浇水，应埋入湿土中移栽2天，秧苗即可复原。移栽行距20～23cm，株距5cm左右。栽时，视秧苗长短，在厢上开深浅合适的沟，将苗斜放沟中，尾部不要弯曲，覆上细土，踏紧后再覆土与厢面平。在较高山区秋季移栽，其芦头应在上面以下7～8cm，以防冻害。有些高山区采用育苗2年再密植移栽，亩产量较高，此法可适当推广。

（五）田间管理

1. 间苗补苗

直播的于春季苗高5～7cm即可间苗，每隔3～5cm留1株，如有缺苗或死苗要及时补栽。补苗可用小竹棍插入土中，扎个小孔，将苗放入，覆土压紧即可。

2. 中耕除草

直播与移栽的均应结合间苗与补苗进行拔草，因为苗小不能中耕。秋季苗枯萎后，应用小锄在行间浅锄，同时培土。播后第2～3年春、秋季都要锄草。

3. 追肥

春季除草后施人畜粪水加适量尿素提苗，秋季亩施磷酸铵或复合肥50kg，结合中耕培土将肥翻入土中。

4. 设立支柱

党参蔓茎较长，若任其生长，则藤叶重叠，阻碍阳光透射，空气不流通，不但影响光合作用、降低产量，而且易感染病害。因此，在有材料的地区，当苗高30cm左右时，用竹子或小树条作支柱，彼此稍有交错地插在行间，使党参蔓茎缠绕其上。无材料的地方，也要有计划地留一些植株高大的草木植物作天然支柱，供蔓茎攀缘。

（六）收获加工

川党参必须足年采挖，育苗移栽后1～2年收获，直播的一般需要3年收获。在秋末苗枯死后收获，要仔细深挖，把全根挖出，以免浆汁外溢形成黑疤而影响外观和质量。收获的党参一般分大、中、小三级，把大、中两级水洗加工，小的可加工入药，也可留作移栽种苗。党参分级洗净后，应分别加工，以免干燥不匀。按粗细、长短分别晾晒至干，用手在木搓板上搓揉后晾晒，反复3～4次至干。若遇天气不好，也可用60℃左右的火炕炕干，同样要搓揉摊在火炕上反复炕数次至全干。

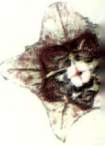

第五节　陕西凤党的特色适宜技术

陕西作为党参道地药材主产区之一，在长期的栽培过程中形成了系列特色商品药材，如凤县产的"凤党"，平利产的"八仙党"以及宜君产的"宜党"等。"凤党"以其"狮子盘头"大，根上部环状横纹密，菊花心明显，气浓，味甜而驰名中外。凤党来源于桔梗科植物川党参*Codonopsis tangshen* Oliv.的干燥根，属陕西特有品种。[18-19]

一、适宜气候条件[20]

（一）光照条件

党参属喜光药用植物，要求充足的光照时间。凤县年平均日照时数1625.8小时，年日照百分率38%，5～8月是日照最多，此时正是凤党生长的关键时期，光照充足，能充分利用光能。

（二）温度条件

温度是影响凤党生长和分布的重要生态因子。凤党适宜生长在疏松肥沃的砂质壤土中及凉爽低温区，要求年≥0℃积温3800℃以上，年≥10℃积温2600～3300℃，年平均气温7.9～10.3℃，最适宜其生长的日平均气温为10～20℃，气温低于-13℃或高于30℃均对凤党生长不利，易造成伤害。凤县野生党参生长于海拔1300～2200m的山地。本县海拔1600m以上地区，1月的最低气温持续在-13℃以下，易冻坏其根系；而海拔1200m以下地区极端最高气温在35℃左右，凤党植株易萎蔫，影响生长量。以上分析结果表明：在凤县，海拔1200～1600m的中高山地区最适宜凤党的生长，该区域是凤党的最佳生长区域，而生产实践也证明了这一点。

（三）水分条件

凤党喜湿润凉爽气候，怕涝，要求年降水量610～770mm。凤县中高海拔地区年降水量在700mm左右，加上林木、植被覆盖率高，空气湿度大，水分资源能满足凤党的生长需要。但凤县降水量在时空分布上具有明显的季节性，夏秋季多雨，冬春季干旱，特别是春旱严重，对凤党的早期生长影响比较大。因此，在栽培中应加强这一阶段的水分管理，采取灌溉等手段，促进凤党生长。

二、高产栽培技术

陕西凤党主要分布于陕西凤县、太白境内，较国内各地党参别具一格，久为药家珍品，具有"狮子头""蚕颈""菊花心"等特征，种植历史悠久，远销中国港澳和东南亚，近年随着种植面积不断扩大，出现了栽培技术措施不配套、病害时有发生等问题，针对这些问题，张志勤等[21]开展了党参规范化综合高产栽培技术系列研究，现将陕西凤党规范化综合高产栽培技术总结介绍如下：

（一）认真选地，精心整地

凤党育苗地应选在山坡底部或谷地半阴半阳坡靠近水源、排水良好的砂壤田块，前茬以禾本科最好，要求土质疏松肥沃、腐殖质含量高、无宿根杂草、无地下害虫。施足底肥后精细翻耕，耙细整平，做成平畦。定植地应选在山坡中上部土层深厚、排水良好、光照充足、地热高燥、易耕作的缓坡、梯田及平地，农田、生荒地均可，低洼易涝地不宜种植。农田要较肥沃、结构良好，地块选定后，生荒地要提前清除灌木杂草并烧灰作肥料，施足基肥然后深耕30cm以上，耙细整平，做畦或垄。

（二）施足底肥，增施磷钾肥

党参的基肥以有机肥为主，并要增施磷钾肥。育苗地每亩施腐熟厩肥2500kg或腐殖酸肥60kg，增施草木灰150kg或党参专用肥50kg；移栽田亩施有机肥4000kg或腐

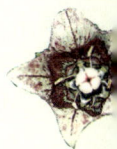

殖酸肥100kg、过磷酸钙30～50kg或党参专用肥80kg。

（三）精细播种，培育壮苗

选择2～3年生、无病虫害的党参植株，用当年所结的种子在霜降后秋播或地表解冻后春播。秋播不宜太早，否则种子萌发出土，易被冻死而影响第二年生长，于10月中旬开始至地冻前播完；春播最好头年秋季整地做成畦或垄，以利保墒。春播宜早不宜迟，早播早齐苗，根系扎得早，抗旱能力强，于3月上旬至4月中旬进行，一般采取条播，也可撒播或垄播。

为了促进种子萌发和幼苗健壮生长，播种前最好温汤浸种。即用适量40～50℃的温水，边搅拌边放入种子，至不烫手再放15分钟，然后将种子装在沙网袋内，用流水冲洗数次，置温度15～20℃室内砂堆上，每隔3～4小时用清水淋洗一次，5～6天种子裂口即可播种。因党参种子细小，为使播种均匀和播时不被风刮走，播前将种子与草木灰、细砂或细潮土混拌均匀。当土温在15℃时5～7天即可发芽。

条播：行距10cm或20cm，播幅5～10cm，在整好的畦面上横开浅沟，将拌好的种子均匀播于沟内，覆盖厚0.5～1cm的细土，稍加镇压，再覆盖秸秆，每亩用种量1.5～2kg。

撒播：将拌好的种子均匀地撒在畦面上，用细树枝耢两遍，然后覆一层0.5～1cm的薄土，以盖住种子为宜，再覆盖一层秸秆，每亩用种量2～2.5kg，撒播保苗率高，幼苗分布均匀，易移苗。

垄播：在做好的大垄上用镐顺垄开浅沟，再将种子均匀播于沟内，微盖细土，稍加镇压。要足墒播种，及时覆盖，勤洒水。

育苗田出苗后逐渐撤除秸秆，出齐3对真叶后完全撤除，苗高5～7cm时进行间苗除草，留苗距离为3～4cm，同时拔除杂草，较稀处可进行补苗。党参幼苗最怕草荒，因此要经常检查，见草就拔。

（四）适期移栽，确保全苗

移栽可在10月上旬地上茎叶枯黄后至11月初土壤结冻前进行，或第二年早春2月下旬土壤解冻10cm后立即进行。秋季移栽可提高出苗率，生产上以秋季移栽为好。最好选择阴天或早晚进行移栽。土壤干旱时在挖苗前1～2天适当浇水，保持土壤潮湿，以免伤苗。起苗后要经过筛选，去掉无芽孢和断根植株，捆成小捆，随栽随取。当天栽不完假植时，以湿土为好，不宜洒水。移栽时于畦面横向开沟，行距20～30cm，沟深视移栽苗的大小而定，一般15～18cm，将幼苗按7～10cm株距斜放于沟内一侧，芦头要深浅一致，根系要自然舒展。用刨第二个沟的土将前一个沟覆盖，厚度约5cm，然后镇压灌水。每亩需参苗25～30kg。栽时大苗可将参尾剪掉一部分，促使党参长粗。

（五）加强管理，促上控下

1. 除草松土培垄

移栽出苗后要及时除草松土，一般生长期内可除草3～4次，垄作的要在7月下旬至8月中旬进行培垄，秋末地上植株枯萎后，先浅锄一次，然后再进行培垄。移栽后的党参，在苗高6～9cm时进行第一次锄草，苗高15～18cm时，结合间苗（株

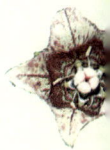

距7～10cm）进行第二次锄草。党参生长期不宜水分过量，一般不太旱时，不用多浇水。

2. 追肥

育苗地苗期一般不追肥，以控制参苗徒长，个别瘠薄、保肥能力差的田块可适当追肥。党参为喜肥植物，栽植地于每年春季结合中耕除草，每亩追施腐熟稀薄人畜粪尿水1500kg。第二次在封行或搭架前，每亩追施人畜粪尿水800kg。7月中旬结合除草可追施腐熟人粪尿与适量磷肥，也可每亩用硫酸铵15kg与过磷酸钙20kg混合追施。也可每亩施堆肥1000～1500kg与过磷酸钙15kg。

追施方法：于行间根部10cm处开6cm深沟，施入肥料后培土。

3. 搭架

党参蔓茎可长到3m左右，当苗高30cm时用树枝或细竹竿插行间搭架，使茎蔓缠绕而上，以利于通风透光，促进党参生长。茎蔓过密时，可适当疏枝。

4. 清理田园

在黏土或生长较弱地块党参枯萎后，要及时清出残株茎叶，拔除架设物，用50%多菌灵800～1000倍液进行田园消毒处理，以减轻病害蔓延发生。

（六）加强病虫害预防，促进党参健壮生长

党参的主要病害有根腐病、锈病、霜霉病、紫纹羽病。虫害主要为地下害虫，有蛴螬、地老虎、蝼蛄等，另有红蜘蛛和蚜虫危害茎叶。

1. 根腐病

根腐病主要发生在2年生以上植株，5～6月开始发病，7月下旬至8月中旬最为严重。病原菌为真菌属的一种半知菌，分慢性型和急性型两种类型。慢性型，多在5月中下旬开始发病。发病初期下部须根或侧根出现暗紫色病斑，后变黑腐烂。病害扩展到主根后，自下而上逐渐腐烂，剩下没烂部分多为"半截参"，接近腐烂部位呈黑褐色，地上部分茎叶逐渐变黄枯死；急性型，多在6月中下旬开始发病，参根一经感染，整个参根很快发病，呈水渍状，质地变软，维管束变为浅褐色，几天后全参软腐。腐烂后的部位，可见少量灰白色的霉状物。

预防及防治方法：①实行轮作倒茬。党参为多年生草质藤本植物，忌连作，以3～4年间隔为好。②精选消毒种子。播种前认真晒种、选种、剔除病种并进行种子消毒。③培育和选用健壮无病虫害的党参种苗。④土壤消毒。整地时每亩用50%多菌灵、甲基菌硫灵粉剂1kg进行土壤消毒。⑤多雨季节作好排水防涝工作。⑥发现病株及时拔除，用5%石灰乳消毒病穴。⑦发病初期，喷50%托布津或50%退菌特可湿性粉剂1500倍液或浇淋根部，每7～10天1次，连续2～3次。⑧发病期用50%退菌特可湿性粉剂1000倍液或用50%二硝散200倍液喷洒浇灌根部。

2. 锈病

锈病于7～8月发生，危害叶、茎及花托部位。叶部病斑褐色，周围有黄色晕圈。叶背病斑处隆起，出现橙黄色的小疱斑即夏孢子堆，夏孢子堆后期破裂散出大量黄色或锈色粉末，此即病菌的夏孢子。叶背、茎和花托处的病斑较大。发病后叶片干

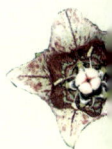

枯，植株大量落叶死亡。河谷地块秋季发病较重。

预防及防治方法：①搭设支架，增加通风透光，降低田间湿度。②清理田园及时烧毁病株。③发病初期用25%粉锈宁1000～1500倍液，或50%二硝散200倍液，或97%敌锈钠400倍液喷雾。

3. 霜霉病

6～7月开始发病，8～9月为发病盛期，发病初期叶面生有不规则褐色小病斑，后期发展为较大病斑，叶背有灰色霉状物（分生孢子梗及分生孢子），严重时常致植株枯死。

预防及防治方法：①清除病株枯残叶集中烧毁；②发病期喷40%霜疫灵300倍液、58%甲霜灵可湿性粉剂500～800倍液、25%多菌灵可湿性粉剂500～1000倍液、70%百菌清500～600倍液，每隔7～10天喷1次，连续2～3次。

4. 紫纹羽病

须根先发病，然后感染到主根，病根表面出现紫红色绒线状菌索，最后布满整个参根，使参根由外向内逐渐腐烂，最后参根变成黑褐色的空壳。7月上旬开始发病，8月为发病盛期，病害在田间危害的时间较长；夏季高温多雨季节，危害较重。

预防及防治方法：①培育无病参苗；②用40%多菌灵胶悬剂500倍液或25%多菌灵可湿性粉剂300倍处理土壤，每平方米浇灌5kg；③移栽前，可用40%多菌灵胶悬剂300倍液浸泡参根30分钟，稍晾干后栽植。

5. 党参的主要地下害虫

主要有蛴螬、地老虎、蝼蛄、金针虫等。以蛴螬危害最为严重，主要种类为暗黑金龟子、苹毛丽金龟子、四纹丽金龟子和黑绒鳃金龟子等。地下害虫预防与防治方法：

（1）选好茬口，做好调查，提前施药　以禾本科作物作为前茬最好，豆科及其他作物应在播种或移栽前进行调查，根据虫口密度进行合理处治。主要用毒土法，即用50%辛硫磷或马拉硫磷乳油250～400ml，加水10倍稀释均匀喷布25～30kg细干土处理土壤，或用3%辛硫磷颗粒剂2～3kg、5%的西维因粉剂1.5～2.5kg或40%辛硫磷为可湿性粉剂1kg拌细潮土15kg处理土壤。

（2）生长期防治　生长期发现危害及时采取防治措施，具体方法可用毒土法、毒饵诱杀法、灌根法和诱杀法。

毒土法：配方同上，毒土要均匀撒在苗根内以提高防效。可撒在行间地面浅锄入土，也可在受害苗附近开沟撒入毒土或颗粒剂再用土埋沟。撒后浇水更好。

毒饵诱杀法：每亩用炒香饼粉或麸皮1～2kg加90%晶体敌百虫100g，与水拌匀配制成毒饵撒在苗间，最好撒后锄入土中或在苗根附近开沟施入。

灌根法：用50%辛硫磷，或马拉硫磷乳油1000倍液，或90%晶体敌百虫800倍液浇灌受害严重地块苗根际部，每平方米浇灌5kg。

诱杀法：用黑光灯、火光诱杀成虫。成虫盛发期可在傍晚每亩用2%的乐果粉剂或2.5%敌百虫粉剂1.5～2.0kg喷粉，或用90%晶体敌百虫、40%乐果乳油1000倍液喷雾。

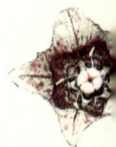

6. 危害茎叶的红蜘蛛和蚜虫的防治

红蜘蛛多在7月份发生，可用40%乐果乳油1000倍液、5%噻螨酮乳油或可湿性粉剂防治。蚜虫多在天气干旱时发生较多，可用抗蚜威可湿性粉剂、50%辛硫磷乳油和菊酯类农药防治。

（七）采收、加工

党参一般经过一年育苗，在移栽田生长一二年后秋季采收。采收期在地上部分枯萎至土壤结冻前，以霜降前后采收品质最佳，采收时先拔除支架，割去茎蔓，再挖取参根，挖根时注意不要伤根，以防浆汁流失。

将挖出的党参，去掉残茎，洗净泥土，按大小、长短、粗细分为老、大、中条分级进行晾晒，晒至三四成干呈柔软状时，按粗细、大小用手顺握捆成小把，置木板上，用手揉搓后再晒，这样反复3～4次至晒干。搓过的党参根皮细，肉坚而饱满绵软，利于贮藏。理参时次数不宜过多，用力不要过大，否则会变成"油条"，降低质量。每次理参或搓参后，必须摊晾，不能堆放，以免发酵，影响品质。也可用火炕烘烤，炕温度控制在60℃左右。炕时要经常翻动，炕至根条柔软时，取出揉搓，再炕，同样反复4～6次直至炕干。揉搓的目的是使根条顺直，干燥均匀，皮肉紧质柔润。

第六节　湖北板桥党参的特色适宜技术

板桥党参简称板党，系桔梗科党参属多年生草质藤本植物，因产于湖北恩施板桥镇而得名，以干燥的根入药，是我国的传统出口药材之一。由于品质好，规格整齐，近年来，国内除成药厂家大量投料外，市场饮片也多以此为主，加上其深加工品党参露饮料为抗疲劳功能性保健饮品，已有供不应求之势；以其嫩茎叶入菜，更成为餐桌上的美味佳肴。[22]

一、形态特征

多年生草质藤本，具浓臭。株高1～2m，根肥大肉质，呈纺锤状圆柱形，顶端有一膨大的根头，具多数瘤状茎痕，外皮灰黄色至灰棕色。茎细长而多分枝。叶互生、对生或假轮生，叶片卵形或广卵形，先端钝或尖，基部圆形或微心形，边近全缘或浅波状，两面有毛。花单生于叶腋，有梗，花冠广钟状，淡黄绿色，具淡紫色斑点，先端5裂。蒴果圆锥形，种子多数，细小，褐色有光泽。

二、生长习性

野生于山地林缘及灌丛中。党参种子细小，寿命短，一般隔年种子不能作种用。幼苗期生长发育缓慢，特别是出现3对叶之前怕强光直射。除黏土地、低洼积水地、盐碱地之外，其他土壤均可种植，但最适宜生长在砂质壤土地上，而纯砂土地生长

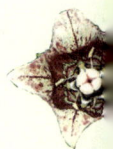

111

不良。要求土质疏松肥沃，土层深厚一些。忌连作。

三、栽培技术

1. 选地整地

育苗地宜选半阴坡地，土质疏松肥沃，腐殖质多，排水良好的砂质壤土。每公顷施厩肥30 000～45 000kg，磷酸二铵300～450kg，过磷酸钙450～750kg，然后翻耕、耙细、整平做成平畦。宽3～5m，长度依地形而定。移栽定植地要求向阴。

2. 繁殖方法

党参用种子繁殖，可直播或育苗移栽，生产上采用育苗移栽的较多。

（1）直播 春播在4月上旬，即"清明"前后，秋播大多在10月份，即"寒露"到"霜降"前后。值得注意的是在干旱多风的地区不宜采用直播。而在降雨较多，气候温和的地区可采用直播。直播行距20～25cm，条播沟深3cm左右，将种子用一定量的细砂拌匀撒于沟内，播后覆土1～1.5cm。若土壤较湿，不宜当时镇压，应在表土稍干后再行镇压。为了苗期遮阴，也可用小麦、菠菜等作物进行间作。每公顷播种量75kg左右。

（2）育苗移栽 在春季4月上中旬播种，较寒冷的地区可在5月中下旬播种。一些特别干旱或无灌溉条件的地区可在夏秋季节播种。撒播、条播均可。撒播是在平整好的畦面上将种子均匀撒在畦面上，然后用细砂或细土覆盖，稍盖过种子即可，播后在畦面上覆盖草帘或盖一层草，然后浇水。条播是按行距10cm左右横畦开沟，沟深1～1.5cm、宽5～10cm，将种子均匀撒入后盖一层细砂或细土，然后盖草或草帘并浇水。一般每公顷播种量15～23kg。育苗地播种后，应经常保持土壤湿润。当苗高5cm左右时，分几次将覆盖物撒掉，苗高达10cm以后可全部撒去覆盖物。同时，应严格进行杂草防除。当参苗生长一年后，于当年秋季10月上中旬或翌年春季土壤解冻后到萌芽之前进行移栽。移栽方法是在整好的畦面上按行距25～30cm开沟，沟深15～20cm，按株距6～8cm将参苗靠沟的一侧斜摆入沟内，覆土稍盖过芽头，然后浇水。

3. 田间管理

（1）定苗补苗　直播的党参苗齐后应及时进行疏苗和补苗，当苗高4～5cm时，按株距8cm左右定苗。育苗地苗的密度也不宜过大，苗高1cm以上时可分批进行疏苗。

（2）松土除草　播种后应注意松土，特别是雨后土壤板结时应及时用小铁耙破除表土板结。当苗齐后应及时除草，保持田间清洁。苗期松土除草宜浅不宜深，以免伤根。

（3）追肥　幼苗生长前期可适当追施一些氮肥，如尿素每公顷施90～120kg。生长后期应以追施磷钾肥为主，特别是苗高20cm左右时，应控制水、肥，以防地上徒长，影响根的生长。

（4）搭架和采种　党参苗高30cm时，用竹竿或树枝插入行间，使茎蔓缠绕其上，茎蔓过密的地方可适当疏枝，以利通风透光。待果实由绿变为黄白，里面的种子变

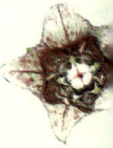

成黄褐时，将茎蔓割下并晒干，抖出种子，除去杂质，存放于布袋内，置干燥透风处待用。如不采种可不搭架，茎蔓30cm以上时随时割除，以利参根生长。

4. 病虫害防治

（1）锈病　在多雨潮湿季节易发病。

防治方法：党参苗枯后，及时清园，烧毁病枯残叶。发病初期喷洒代森锌500～600倍液或三唑酮600～800倍液。

（2）根腐病　低温及多雨季节易发病。

防治方法：注意排水。发病初期用50%多菌灵可湿性粉剂500倍液浇灌根部。

（3）地下害虫　主要有蛴螬、地老虎，金针虫等，为害根部。可用辛硫磷进行毒饵诱杀。

防治方法：每公顷用辛硫磷7.5kg，兑水75kg，拌入150～300kg油渣，翻地前撒入，随撒随翻，以防降低药效。

（三）采收加工

直播党参生长2～3年可采收入药，移栽的党参可在移栽的当年采收。秋季当地上部橘黄时或第二年春天萌芽前挖取根部，抖净泥土，去掉茎叶，按大、中、小三级分别晾晒。晒至八成干时捆成小把再晒至全干即可。以参条粗大、皮肉紧、质柔润、味甜者为佳。折干率约2∶1。

第5章

党参药材
质量评价

第一节 党参药材的本草考证与道地沿革

一、本草考证 [23]

（一）明代和明代以前的本草考证

明代和明代以前的相关本草中均未记载党参，但这并不能说明明代以前党参没有药用历史，之所以出现这种现象，可能有人参与党参存在混用情况有关，现从以下两个方面进行考证：

1. 从产地考证

最早记载人参的是春秋战国时期越王勾践宰相范蠡著的《范子计然》，书中曰："人参生上党，状类人者善。"许慎《说文解字》云："人参药草，出上党。"《神农本草经》载："人参一名人衔，一名鬼盖，生山谷。"《吴普本草》（公元208～239年）载其"或生邯郸"，梁代陶弘景《名医别录》谓"人参生上党山谷及辽东"。由此可以看出，古之"上党""山谷""邯郸"等地，为现今山西省长治、太行山等地，其为潞党的（原）道地产区。

2. 从植物形态描述来考证

据《吴普本草》对人参的描述："三月生，叶小锐，枝黑，茎有毛。"梁代陶弘景《本草经集注》中对人参的描述："上党在冀的西南，今采者形长而黄，状如防风，多润而甘。"可见所载人参与桔梗科植物形态特征相符，由以上记述来看，古代上党人参包括五加科植物人参和桔梗科植物党参。其后，唐代苏敬《新修本草》、宋代苏颂《图经本草》等所记载的人参以及宋代唐慎微《证类本草》所绘人参图谱与明代李时珍的《本草纲目》所记载和描绘图相同。由于历代王室视上党人参为珍品，故当地百姓连年采挖，随后上党人参逐渐绝迹，党参则成为上党人参的替代品而逐渐被广泛应用，直至清代《本草从新》才将党参独立为一个新品种而出现，由此推断古代有党参和人参混用现象。

（二）清代本草考证

党参之名出现较晚，最早见于清代《百草镜》："党参，一名黄参，黄润者良，出山西潞安、太原等处，有白色者，总以净软壮实味甜者佳，嫩而小枝者名上党参，老而大者名黄党参。"清代以前本草有类似记载，但并没有党参之名。直到清代吴仪洛《本草从新》云："按古本草云：参须上党者佳。今真党参久已难得，肆中所卖党参，种类甚多，皆不堪用。唯防风党参，性味和平足贵，根有狮子盘头者真，硬纹者伪也。"此处所说的"真党参"指产于山西上党（今山西长治）的五加科人参。由于该地区的五加科人参逐渐减少乃至绝迹，后人遂用其他形态类似人参的药材伪充之，并沿用了"上党人参"的名称，可见"党参"之名属首次出现。在此之前本草未见有"狮子盘头"之说，只有"上党人参"之说，如清康熙三十四年（1695年），张璐著《本经逢原》曰："产山西太行者名上党人参，虽无甘温峻补之功，却有甘平清肺之力，亦不似沙参之性寒专泄肺气也。"该书所记载的上党人参应该就是党参，孙文采查到的1726年的《潞安府志》中记载："古有人参……今所出惟党参。"可见此时党参已与人

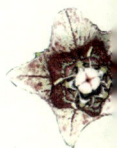

参区别开来成为一个独立的新品种。严洁等成书于1761年的《得配本草》又把党参称为"上党参"。成书于1765年的《本草纲目拾遗》云："翁有良辨误云：'党参功用，可代人参，皮色黄，而横纹有类乎防风，故名防党。江南徽州等处呼为狮头参，因芦头大而圆凸也，古名上党人参。产于山西太行潞安州等处为胜，陕西者次之，味甚甜美，胜如枣肉'。近今有川党，盖陕西毗连。移种栽植，皮白味淡。类乎桔梗，无狮头，较山西者迥别，入药也殊劣，不可用。"从上述描述可以看出，党参种类繁多，其主产地也发生了变迁，由最初的山西上党地区扩大到江南徽州、陕西、四川等地。黄宫绣在成书于1769年的《本草求真》中曰："人参而有上党之号，盖缘隋文帝时，上党有人宅后，去宅一里许，见参异常，掘得人参，一如人体云，又上党人参，根颇几长。根下垂有及一尺余者，或十歧者，其价与银相等，辽东高丽百济诸参，均莫及焉，李时珍云：'人参甘温，乃属补肺益气之味'，即山西太行新出党参，其性只能清肺，并无补益，与久经封禁真正之党参绝不相同，即山西太行山新出之党考之，张璐亦谓甘平清肺，并非等于真正党参，确有补益。今人但见参贵，而即以此代参，不亦大相径庭乎？"据以上本草记载可以看出，李时珍、张璐所说太行山新出的党参不是真人参，其补益功效没有人参好，张璐和黄宫绣所说的党参并非同一植物，张璐把党参称为"上党人参"，黄宫绣把上党产的真人参称为"真党参"。成书于1848年的《植物名实图考》中吴其濬指出："党参今系蔓生，叶不对，节大如手指，野生者根有白汁，秋开花如沙参，花色青白，土人种之为利。俗以代人参，殊欠考檄。"吴其濬在此书中绘有党参植物图，自此党参和人参有了明确的区别。

二、历史沿革

据考证，古时人参、党参不分。部分专家认为上党人参即党参（也由部分专家认为上党人参为人参）。

春秋战国时代，《范子计然》一书中就有"人参出上党，状类人形者善"的描述，根据《范子计然》推

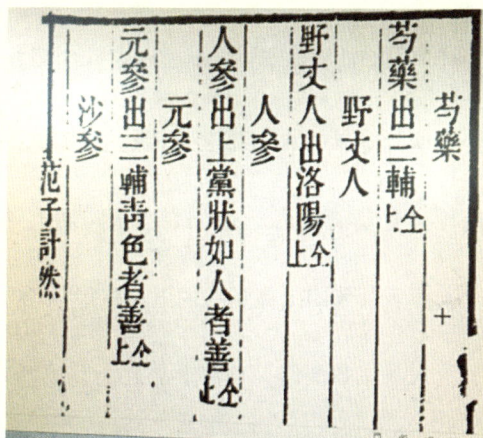

图5-1　《范子计然》善本影印图

算，上党产党参（或者是另品人参）已有2500年的历史（图5-1）。

唐代诗人段成式想求得上党人参，他的好友周繇搞到一株赠予他，并赋诗一首："人形上品传方志，我得真英自紫团（壶关县紫团山，与陵川县交界，是潞党参的道地产区），惭非叔子空持药，更请伯言审细看。"

唐代诗人韩翃在《送客之上党》中写道："官柳青青匹马嘶，回风暮雨入铜鞮（铜鞮：沁县古县名），佳期别在春山里，应是人参五叶齐。"

唐《茶经·一之源》卷上："茶之为用，味至寒，为饮最宜……茶为累也，亦犹人参。上者生上党，中者生百济（朝鲜半岛）、新罗（朝鲜半岛一部分），下者生高丽。有生泽州、易州、幽州者，为药无效。"宋代著名文学家苏东坡诗《紫团参寄王定国》曰："磊硌土门口，突兀太行顶。岂惟团紫云，实自俯倒景。刚风被草木，真气入茗颖。旧闻人衔芝，生此羊肠岭。纤攗虎豹鬣，蹙缩龙蛇瘿。蚕头试小嚼，龟息变方聘。知

119

予明真子，已造浮玉境。清宵月挂户，半夜珠落井。灰心宁复然，汗喘久已静。东坡犹故目，北药致遗秉。欲持三桠根，往侑九转鼎。为子置齿颊，岂不贤酒茗。"

谈到党参，人们总会引用这些诗句，这说明不管潞党参与古时上党人参差异几何（自有专家考证），起码在唐宋时期上党人参已是家喻户晓，很受人追捧了。而且今天壶关县紫团山潞党参的道地产地从唐宋时期已经是闻名遐迩的上党人参产地了。

宋《本草图经》草部上品之上卷第四人参："人参生上党山谷及辽东（辽指山西辽县，现左权县），今河东诸州（山西临汾、运城一带，唐代后泛指山西）及泰山兼有之。又有河北榷场（市场）及闽中（福建）来者，又名新罗人参，然俱不及上党人参也。"

宋《梦溪笔谈》九卷王荆公（王安石）不受紫团参："王荆公病喘，药用紫团参，不可得。时薛师政（即薛向，字师政）自河东还，适有之，赠公数两，不受。有人劝公曰：'公之疾非此药不可治，疾可忧，药不足辞。'公曰：'平生无紫团参，亦活到今。'竟不受。"

上述两篇都反映了当时上党人参的品质之优良和品格之珍贵。

第二节 党参的道地药材与地理标志产品

一、山西潞党参

（一）五花参（陵川党参）

因产于山西上党地区（今长治、晋城两地，古属潞州府）而又被称为"党参"。陵川为党参产区，尤以产于黄松背的"黄背参"为最佳，清乾隆年间《本草从新》评述："古本草云：参须上党者佳。今真党参久已难得，肆中所卖党参种类甚多，皆不堪用，惟防参性味和平足贵。根有狮子盘头者真，尤以黄松背党参为贵！南太行之巅独特地理环境气候和土壤造就了参中之王，参根有王者之形，出土彰显王者之气！故古称黄松背为长参之宝地。"

可见古人对党参最早最好道地性记载，都指向我们山西壶关、陵川的晋东南地区。

黄松背党参的横断面呈五花形又名菊花参、五花参。离开此地引种到外地，"花瓣"便不复存在，此中奥妙与"橘生淮南则为橘，生于淮北则为枳"如同一理。更为黄松背添加了其神秘感！其黄松背党参嗅之异香扑鼻，手感绵软，不折，入口甘甜如饴，具有油性大，粉性足，无渣滓，无污染之优点。含糖量，药用价值比一般党参高出1～1.5倍，有"一棵五花参，强如十斤参"之说。产品畅销国内十多个省区，远销马来西亚、菲律宾、新加坡、日本、老挝等十多个国家和地区。山西省陵

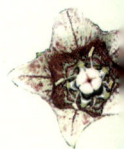

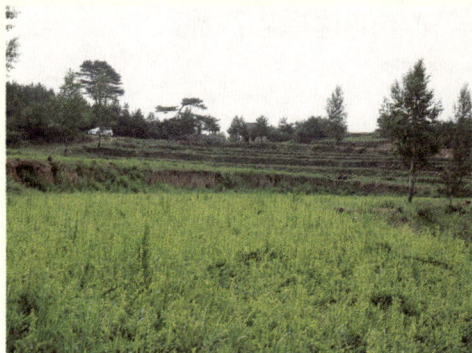

图5-2　潞党参种植环境

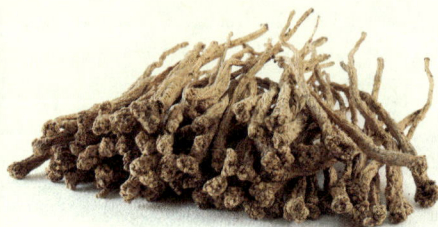

图5-3　潞党参药材

川县"五花芯"党参受特定地理、气候、土壤、矿物质含量等局限，只产于陵川县，年产300 000kg。目前，该县被北京同仁堂确定为党参生产基地（图5-2和图5-3）。

　　传说古时候黄松背村刮了一场黄风，大概就是现在的沙尘暴。民间普遍流传着一种疾病、不想吃饭、日夜咳喘、身上无力、田里的禾苗也荒芜了。村里有户人家养了五个女儿，名字依次叫大花、二花、三花、四花、五花，父母早亡，她们从小跟着爷爷在山上采药、略懂一些药性和医道。五姐妹眼看爷爷和乡亲们卧病在床，决心走出来去访求名医。听说王莽岭的深山里住着一位战争中流落下来的老军医，她们便翻山越岭走了三天三夜来到王莽岭的深山峡谷中，在一个用石头垒起的小房子里，找到了这位须发全白已经病得快死的采药老人，她们向老人请教，老人交给她一包药材，当她们问老人这是什么药、怎么采、怎么种时，老人断断续续告诉她们："一半阴、一半阳；放罢炮、挂铃铛；晚上握、白天凉；一出世、救苍桑。"没等说完就断了气。五姐妹急忙把药带回村中煎熬了许多，家人和乡亲们喝了，感觉心清气爽，恢复了体力，下地干活，村子里重现了往日的生机。她们都来王莽岭上祭拜这位救命的老人，并移了一些药材回村。谁知怎么也种不活。五姐妹为了弄清这种药的生长习性，就搬来山上窑龛里住下，根据老军医的提示，观察和总结这种草药的生长规律。一住就是五年，才破解了老人的遗嘱。一半阴一半阳，是党参因幼苗期喜阴，成株喜阳，因此生长在只有半天日照的阴坡或半阳坡，长于山地灌木丛中及森林边缘；放罢炮挂铃铛是党参坐胎崩裂的响声像噼噼啪啪的炮声，开的花朵像铃铛；夜里握白天晾是党参的加工方法。姐妹们有的在山上守候，有的回村里种植，移到田间后采取用松枝覆盖遮阴的办法终于引种成功，不知是黄松背的土性特殊，还是五个姑娘的心血感动了上帝，在黄松背长出来的参切断后都是一个五瓣花的芯，因此村民们把这种药材叫做五花芯。后来，壶关潞城一带也发生了这种病，来请走了大姑娘，二姑娘。大姑娘就嫁到了壶关，传给当地群众培育出了著名的紫团参，二姑娘走到潞城，种出了著名的潞参，因为都在上党地区，长得又像人参，后来李时珍著《本草纲目》时统一把它们取名叫党参。其实党参属于桔梗科，而药性功效又与人参一样。再后来，三姑娘走到东北，四姑娘走到甘肃，把种植党参的技术传遍了全国。只有五花守候在家乡，守候在老军医献身的地方，渐渐化成了这座奇石。你看，她穿着姐姐给她寄来的衣服，挽着采药的篮子，正在寻找着王莽岭上的奇药呢！

（二）九茎仙草真难得——壶关紫团参[24]

人参，又名神草、地精、人衔等，被尊为"百草之王"。在东北人参还没有问世之前，上党人参就已名满天下，上贡朝廷，使得多少达官贵人趋之若鹜。

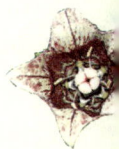

上党人参的最早记载见于东汉时期的《说文解字》："人参药草，出上党。"到了南北朝时期，大医学家陶弘景在《本草经集注》中也说："人参生上党山谷及辽东。"说明此时辽东人参也已经出现，但毕竟要比上党人参晚了好多年。陶弘景还进一步指出：上党人参"形长而黄""润实而甘"，百济人参"形细而坚白"，高丽人参"形而虚软""并不及上党者"，可见上党人参优于百济人参和高丽人参。

人参因状如人形而得名，所以人们给它赋予了种种神奇的说法。《隋书·五行志》讲了这样一则故事：

上党有人宅后每夜有人呼声，求之不得。去宅一里许，但见人参一本，枝叶峻茂。因掘去之，其根五尺余，具体人状，呼声遂绝。盖草妖也。

人参能长到五尺，而且具体人形，不就和人一样了么？难怪会有人声。故事虽然有些荒诞，但也说明了上党人参在当时已颇具影响。

上党人参又名紫团参，主要生长在壶关县紫团山一带。《壶关县志》说："考方书，人参种类甚多，惟产上党紫团山者为紫团参，最为上品。"

紫团参早在唐代就作为贡品，《新唐书》上说："潞州上党郡大都督府土贡赀、布、人参、石蜜、墨。"当时，唐代的许多诗人对此都有描述。到了宋代，紫团参仍然风靡全国，备受赞誉。

问题是现在的许多人仍然不相信紫团参就是人参，往往把当今紫团山一带的党参与历史上的人参混为一谈，或云史籍中记载的上党人参就是现在的党参，这实在是大错特错。

124

　　当然，就我们现在所处的环境，即使在紫团山，也是不可能生长出人参的，这是因为长期以来，我们赖以生存的这块地方，因为森林与植被的变化而引起了气候的变化，人参已经永远失去了它的生长环境。

　　关于这一点，1985年10月24日《人民日报》转载（节选）《森林与人类》杂志的一篇《上党人参失踪的启示》中作了精细的分析，全文如下：

　　被誉为百草之王的珍贵药材——人参，最早产在什么地方？或许：人们会不加思索地回答：东北。是啊，谁都知道，东北有三宝：人参、貂皮、鹿茸。事实上，我国人参最早产地是在太行山系，大致是现在陕西、山西、河北和山东等地的古老森林中。

　　人参是五加科古代残留植物，是第三纪植物区系的代表。人参适于生长在以柞、椴为主的阔叶林以及柞、椴、松间生小灌木的混交林中。这里土壤肥沃，结构疏松，通气透水，保水性能好。按照森林生态系统规律，温带落叶林主要分布在北纬30°～50°温带季风区范围内。这里的气候特点是：四季分明，夏季炎热多雨，冬季寒冷，生长期为130～200天，年降雨量为500～1000mm。而古老的太行山系，正好具备这种生态环境，所以这里曾是人参的第一故乡。

　　关于参出太行，古代史书、药书和诗词中多有记载：陶弘景的《本草经集注》一书写道："人参味甘、微寒"，并指出"上党人参"供不应求。上党，位于今山西的东南部。诗人韩翃在《送客之潞府》中写道："佳期别在春山里，应是人参五叶齐。"潞府即今山西长治一带。诗人陆龟蒙在《奉和袭美谢友人惠人参》中说："五叶初成椴树荫，紫团峰外即鸡林。"诗人周繇在《以人参遗段成式》中写道："人形上品传

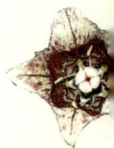

方志，我得真英自紫团。"紫团，就是太行山的高峰紫团峰。

到了明代，太行山系的人参濒于灭绝，长白山区才成为人参主要产地。公元1405年明成祖时，人参已进入交易市场。清代，东北人参驰名全国，连乾隆皇帝都赋诗称颂："奥壤灵区产神草，三丫五叶迈常化，即今上党成凡卉，自惜天公保异珍。"诗后注曰："昔陶弘景称人参上党者佳，今惟辽阳、吉林、宁古塔诸山中所产者神效。上党之参直同凡卉矣。"之后，人参被列为东北三宝之首，名扬四海。而太行人参则销声匿迹，甚至不为后人所知。

太行人参为何失踪呢？大体上不外乎两个原因：一是对人参无情地挖掘，使之断子绝孙；二是对人参赖以生存的大森林的无情破坏，人参难以存活。太行山系，古代曾有繁茂的森林，许多从外域引进的植物都首先在此栽培，但后来由于扩大耕地，滥伐树木，良好的森林生态环境遭到严重破坏，威胁到野生生物的生存，上党人参便渐渐地消失了。

人们有了自己的耕地、住地、旅游地和风水地，给自然界打上了自己的印记，但正如恩格斯所说的："我们不要过分陶醉于我们对自然界的胜利。对于每一次这样的胜利，自然界都报复我们。"上党人参的失踪难道不是自然界的报复吗？这种报复何止上党人参失踪一例！目前，全世界约有二万五千种植物和一千多个脊椎动物的种和亚种濒临灭绝。出现这些悲剧，主要原因在于森林资源的过度破坏。

森林不仅能直接提供木材、林副产品，还具有涵养水源、防风固沙、调节气候、净化大气等多种功能。所以，人们把森林称作生态协调的杠杆。古人缺乏科学知识，

也许在采挖最后一苗上党人参、砍伐近处最后一片树林时，仍感到是件幸事。现代

人可不该一味追求森林中的有形产品，滥砍滥伐，造成新的绿色危机了。

（三）平顺潞党参

平顺潞党参，山西省平顺县特产，中国农产品地理标志保护产品。平顺县是潞

党参的发源地，该县"寺河关山"一带奇泉异壤和气候特殊，为党参生长创造了得

天独厚的条件。平顺潞党参的特点：参条纤长、质厚味纯、皮黄肉红、色泽鲜艳，三五

叶、松花头、花淡黄、有芳味。如横断参条，可见明星点点，即"虎头凤尾菊花心"，

最重可达400g，人称"党参之王"（图5-4和图5-5）。

1. 历史渊源

西汉学者刘向所撰《七略别录》上说："人参出上党山谷中……根如人形，有

神。"据史料记载，人参在上党东山谷中。这个东山谷就是平顺县的"寺河关山"一

带。据说寺头五龙山，安咀凤凰岭、虎窑蝙蝠沟、玉峡关洪峪岭、龙镇的佛堂岭、

苤蓝岩的紫峰山峡谷、石窑滩的猪拱地、城关的老马岭等地的深山峡谷中就是上党

参的最早发源地。早在夏商时期，人们认为它是神异莫测的神草，只可得天地之精

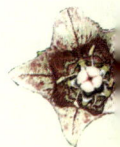

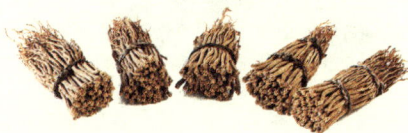

图5-4　潞党参药材

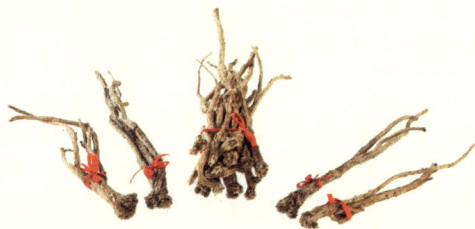

图5-5　潞党参药材（虎头凤尾）

灵于自身，凡人不能种植。所以，人们只是登山攀崖挖取党参，由于长久的挖掘寻找，党参濒临绝种。春秋时期，地处上党的韩国最先创造了人工栽培党参的方法，所以史称上党是党参的发源地。

2. 产地环境

平顺县的"寺河关山"一带到处是红炉砂土和黑土。气候凉爽适宜。特别值得称奇的是，这些山谷海拔1400m以上，沟沟凹凹大多有山泉涌出。其泉常年如注。捧而口尝之，别具党参风味，据说"寺河关山"的党参疗效与此水关系极大。

进入21世纪，平顺县科技协会把党参的研究列入重点项目。全县年均产量为1 000 000kg左右。平顺县的玉峡关、羊老岩、龙镇、杏城、虹梯关等乡镇普遍种植党参。平顺的党参开发前景将十分可观。

3. 品种特性

根呈长圆柱形，稍弯曲，长10～35cm，直径0.4～2cm。根头部有多数疣状突起的茎痕及芽，每个茎痕的顶端呈凹下的圆点状；根头下有致密的环状横纹，向下渐稀疏，有的达全长的一半，栽培品环纹少或无；全体有纵皱纹及散在的横长皮孔，支根断落处常有黑褐色胶状物。质稍硬或略带韧性，断面稍平坦，有裂隙或放射状纹理，皮部淡黄白色至淡棕色，木部淡黄色。有特殊香气，味微甜（图5-6）。

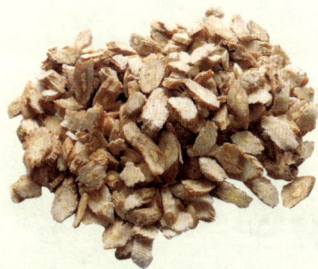

图5-6　潞党参药材图（菊花心）

128

4. 生产情况

平顺盛产潞党参，历史悠久，品质优良，素有"潞党参之乡"的美誉。但一直以来，潞党参生产规模小、经营分散、管理滞后、商品意识差，基本处于自生自灭的无序状态，根本达不到中药材生产质量管理规范的要求，发挥不出应有的效益。2006年，该县启动了潞党参GAP认证及基地建设工作，采取"公司+基地+农户"的做法，做强、做大、做规范潞党参，将有效改变中药材发展滞后的状况，使其真正成为全县农民脱贫致富奔小康的支柱产业之一。为加快全县潞党参GAP基地建设步伐，促进潞党参规范化、标准化生产，规模化、产业化开发，提高中药材生产管理水平，该县在龙溪镇南坡村建立了首个中药材GAP试验基地。这个中药材基地占地面积62亩，试验潞党参、柴胡、黄芪、桔梗、地黄、丹参等10个中药材品种。该基地的建立，为全县中药材生产提供了第一手资料，对促进中药材标准化操作规程的制定和规模化开发起到了积极的推动作用。

5. 农产品地理标志

根据《农产品地理标志管理办法》规定，山西平顺县统一种植专业合作社申请对"平顺潞党参"农产品实施农产品地理标志保护。经过初审、专家评审和公示，符合农产品地理标志登记程序和条件，农业部决定于2011年8月17日准予登记。[25]

（1）保护范围　山西省平顺县虹梯关乡、东寺头乡、杏城镇、龙溪镇、西沟乡5个乡镇62个行政村。地理坐标为东经113°23′00″～113°41′00″，北纬

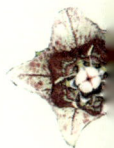

$35°57'00'' \sim 36°16'00''$。

（2）技术规程　AGI2011-01-00542。

6. 相关传说

相传很久以前，八仙中的吕洞宾、铁拐李二仙去中原一带游玩后，欲返山西太原，他们由河南林县进入山西平顺地界，上了鲁班壑，过了一角眉，路过三亩地，宿阱底。第二日鸡鸣时分，二仙起身，经阱谷通到红火铺，已是辰时。此时二仙又饥又累，铁拐李的一条残腿更是酸痛难忍，可这一带山高林深、人烟稀少，二仙只好强忍耐着继续前行。不久，他们到了离石窑滩村不远的一个山坡，只见一头山猪在山坡边用嘴在地里乱拱。二仙虽已得道，却童心未减，便去撵赶山猪。二仙来到山猪拱过的地方，但见李顺手拔起一看：其根似狮子头，身带圈圈螺纹；断处白色乳汁外滋，香气扑鼻，他不经意地放入口中，边咀嚼边跟着吕洞宾继续赶路。一会儿，上了天池岭，下去大山沟，走到寺头村，吕洞宾已是浑身冒汗气喘吁吁，回头再看铁拐李却精神如常不烦不累。等二仙走进寺头寺院，方丈敬上香茶后，吕洞宾问道："我一位腿脚方便之人都觉劳累，李兄为何浑然不觉呢？"铁拐李也觉茫然，想了半天才说："我方才把山猪拱过的草含在口中，不觉竟浑身轻松丝毫也不吃力。"二仙都觉奇怪，但不知此物何名，正在苦思冥想，方丈来请进膳，二仙只好用饭。饭后，二仙别过方丈，起身继续西行。上了蝙蝠沟，铁拐李看到坡边又有山猪拱过的那种东西，随手挖来，和吕洞宾二仙一人拿了一根含在口中。毫不费力，二仙片刻就进了并州。二仙连声称赞："神药！神药！"从此，铁拐李的药葫芦里又增加了一味药。后来，人们为这种药起名"党参"，因其产于潞州而名为"潞党参"。神医李时珍的《本草纲目》中记载着，潞党参能益气补血，生津止渴，和胃健脾，为中药中之大补珍品。人们为了纪念铁拐李发现潞党参，把山猪拱过的地方叫"猪拱地"（在平顺县石窑滩境内）。

二、山西五台山台党

以原产于山西五台山而名，以五台县出产为多，故称为"台党参"。《药材学》称，台党参"野生者品质特优，为党参中之珍品。"

五台县山多坡广、气候清凉，黑红色的砂坡地多，土壤中含腐殖质。因此，种植党参有着得天独厚的条件。野生的党参采集量较少，不能满足医药需要，当地早已引为家种（图5-7）。

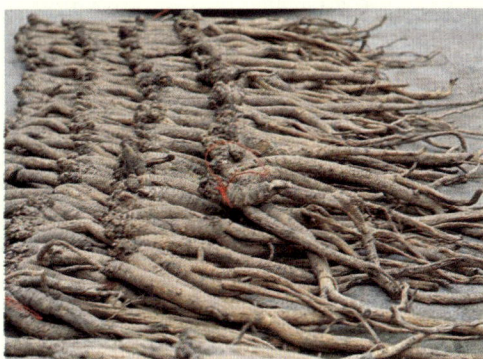

图5-7　野党参

三、甘肃文县纹党

文县纹党，中草药党参的一种，甘肃文县特产，中国国家地理标志产品，为甘肃省四大名药之一。文县是纹党的原产地，纹党的野生家种始于清代的同治年间，历史悠久。因其种子、种苗异地引种后发生变异，不能保持内在品质和优良特性，

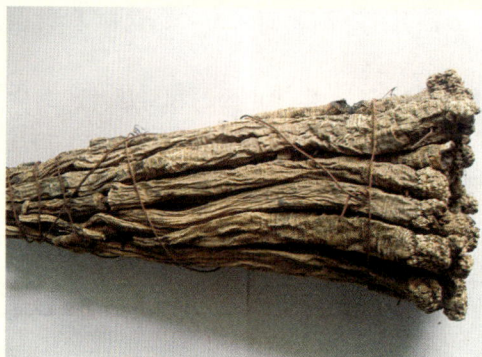

图5-8 野党参

故为文县特产。纹党以根入药，其外形特征明显，即狮子盘头菊花心，外松内紧体柔韧，身长粗壮肉质厚，味清甜润嚼无渣。有细密横纹，通达根体过半是其外观主要特征，"纹党"由此而名（图5-8）。因有效药用成分含量居各类党参之首，而享有盛誉。曾在中国各路党参评比中名列第一，荣获对外贸易经济合作部对外出口商品荣誉证书。远销东南亚等130多个国家和地区，为甘肃大宗出口中药材。

1. 生产情况

纹党在文县历来普遍种植，文县20个乡（镇）其中17个乡（镇）种植纹党，尤以中寨镇的纹党因功效显著、质量好、商品价值高而驰名中外。2007年，已经成为该县龙头支柱产业，面积发展到3万多亩，年产量在2000吨以上，产值达6000万元。成为中国最大的党参生产基地。2008年，纹党的种植面积是6万亩，产量是2400吨，产值3600万元。该县纹党种植户4万户，受益人口16万人，户均收入900元。纹党产区的农户纹党收入占总收入的22%。与岷县当归同为传统的出口商品，远销130多个国家和地区，荣获对外贸易经济合作部《出口商品荣誉证书》。

2. 生长条件

文县位于甘肃最南部，地处西秦岭山脉，南秦岭山脉，是中国国家扶贫开发重点县之一，也是中国纹党的唯一产地，种植区域多在西北部海拔1600～2500m的高山林缘地带。境内最高海拔4187m，最低海拔550m，平均海拔1500～2500m，境内河谷与高山落差大，气候垂直变化较明显，年平均气温15℃，年有效积温4517.8℃，无霜期262天，年平均降雨量445mm，特殊的地理位置及气候条件，使文县境内具备了良好的纹党生长条件（图5-9）。

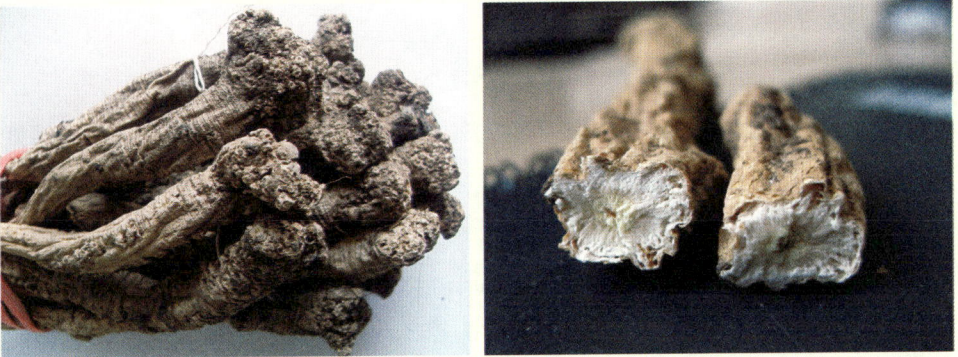

图5-9　野党参

3. 地理标志产品保护

（1）保护范围　文县纹党地理标志产品保护范围以甘肃省文县人民政府《关于确定文县纹党地理标志保护范围的请示》（文政报〔2005〕158号）提出的范围为准，为甘肃省文县中寨、马营、石鸡坝、铁楼、堡子坝、桥头、梨坪、石坊、城关镇、屯寨、口头坝、尖山、临江、舍书、尚德、横丹、丹堡、上丹、玉垒、刘家坪等20个乡镇。

（2）种名　素花党参 *Codonopsis pilosula* Nannf. var. *modesta*（Nannf）L. T. Shen

（3）立地条件　参根系入土深，定植地选黑土、黑砂土，土层深厚、肥沃疏松、有机质含量≥3%、pH值6~7.5、排水良好、海拔在1700~2700m。前茬最好是小麦，也可选豌豆、油菜等作物茬口。

（4）栽培管理

①育苗：a. 育苗地选择：轮作期大于3年，育苗地选在平整湿润的阴凉地，有机质含量≥4%。b. 大田移栽：生长期2年进行移栽，春季或秋季进行。

②栽培技术：按行距30cm横向开沟，按株距13cm摆苗，密度为每公顷少于26万株。

③采挖：定植3年以上进行采挖，采挖时间是9月下旬至10月上旬。禁止人畜践踏，采挖防止党参头受损。

④环境安全要求：农药、化肥等的使用必须符合国家的相关规定，不得污染环境。

（5）质量特色

①感官指标：狮子盘头菊花心，外松内紧体柔韧，身长粗壮肉质厚，味清甜润嚼无渣。以身干，枝大，身长腿少，质坚，断面黄白色，气香浓郁，味甘者为佳。

②理化指标：热浸法醇溶浸出物≥55%，杂质≤1%，水分9%~12%，总灰分≤12%。

③安全要求：产品安全指标必须达到国家对同类产品的相关规定。

四、湖北板桥党参

板桥党参，中药材著名品种，湖北省的特产，国家地理标志认证产品。原产于恩施市板桥镇，1981年7月被正式确定为"中国板党"，也称"板桥党参"，简称"板党"。板桥党参，有效成分含量高，品质优良，被列为中国四大名党参之首（图5-10）。

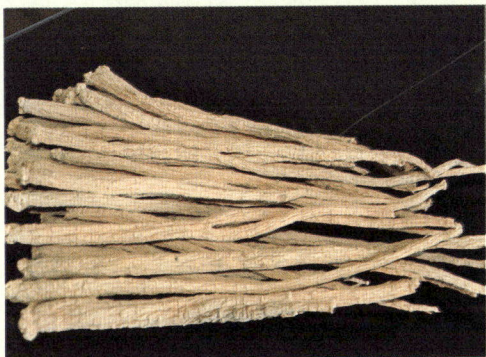

图5-10　板桥党参

（一）品质特点

恩施板桥党参是中国四大名党参之首。板党根含挥发油、多种葡萄糖、微量生物碱、皂苷、蛋白质等成分，每克含硒量达0.04ppm。具有补气血、养脾胃、润肺生津、治疗身体虚弱之功能。是调理身体、益气补虚、提高免疫力的最佳食材之一。可炖肉吃，泡酒饮。在国外，板党的功效与人参有同等之说。它条直且长，头小，身粗，尾细，分枝少，狮子头，泥鳅尾，皮皱，糙米色，菊花心，糖质软，嚼之无渣，尤以干后不返糖而利于长期保存。马耀南等编著《中药材商品规格质量鉴别》中载，"板党"主产于湖北恩施，商品鉴定特征为：板桥党参，根条直长，圆柱形，单枝尾端顺细，芦头较细，表面灰黄色，全体有疏距为均匀的线状，横长皮孔，上半部尤为明显，质结实，断面菊花心明显，气香，嚼之无渣。

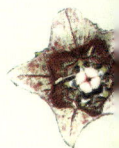

（二）产地环境

板桥镇位于恩施市西北边陲，与重庆市奉节县接壤，既是连接鄂、渝、川的咽喉要塞，也是鄂西南通往渝东的省际边贸口子镇。板桥镇平均海拔高度1666.5m。春秋相连，冬季寒冷，年平均气温10℃左右，最适党参生长。板桥秉承大自然赋予的独特气候，孕育丰富的自然资源，仅名贵中草药就有160多种，独产于境内的"中国板党"，名列中国四大名党之首，堪称华中一绝。

（三）生产情况

板桥党参最早为野生，相传14世纪时（明洪武年间），有王氏兄弟二人上山挖党参，然后到邻近的奉节出售，被巫山大昌镇的江西帮"同昌洋"药号收购，通过精细加工装箱后，顺长江水路运到汉口、九江、上海等地销售。各路客商还在板桥镇上门收购，由于有江西帮和四川帮两大药帮的药号，党参上市时节，在板桥镇设药店20余家，使不足百户人家的板桥市场出现了繁荣的景象，板桥镇也随之闻名，外界曾一度将板桥镇称之为"板桥市"。

板桥党参由野生转为栽培始于清代。19世纪初（清·嘉庆年间）《施南府志》载："板桥嵩坝百余家，大半药师兼药户，刀砍火种笑人忙，抛却农书翻药谱，雪后点种子匀排，云叶燕时芽渐吐，自然蔓长与藤抽，三年不用占晴雨。"详细记述了当时板桥党参由野生转为广泛栽种，成为中国党参传统道地产区。1984年，中国国家外经贸部将板桥党参定名为"中国板党"。2001年，湖北省科技厅将板桥党参列为"湖北道地药材规范化种植研究及GAP示范基地建设"品种之一。试验点选建在恩施市板桥镇中坝村，示范基地分别选建板桥镇中坝村、铁场坝及光辉村。该项工作正在按照国家中药材生产质量管理规范（GAP）要求，遵照国家科技部"中药材规范化种植研究实施原则及验收标准"和湖北省科技厅"道地药材规范化种植研究及GAP示范基地建设验收标准"，开展板桥党参药材规范化种植研究及GAP基地建设。2006年，板桥镇有板桥党参留存面积3.2万亩，年产量1000余吨。据2009年统计，中国国内有20多个省市100多个县的流动客商云集板桥镇收购板党，恩施市每年都在板桥镇举办"中国板党节"，加大外销力度。板党年采挖8000多亩，年产量1000余吨。并开发有"白条党参""参之宝酒""参之宝花茶""参之宝袋泡茶""参之宝饮液"等深加工产品。

（四）关于批准对板桥党参实施地理标志产品保护的公告

根据《地理标志产品保护规定》，国家质量监督检验检疫总局组织了对板桥党参地理标志产品保护申请的审查。经审查合格，现批准自即日起对板桥党参实施地理标志产品保护。[26]

1. 保护范围

板桥党参地理标志产品保护范围以湖北省恩施市人民政府《关于界定恩施"板桥党参"地理标志保护范围的建议的函》（恩市政［2004］78号）提出的范围为准，为湖北省恩施市板桥镇现辖行政区域。

2. 质量技术要求

（1）品种 川党参 *Codonopsis tangshen* Oliv.。

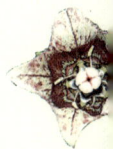

（2）立地条件　海拔1300～2000m，碳酸盐山地黄棕壤或棕壤，pH值5.5～7.0，土壤肥沃，环境无污染。

（3）栽培管理

①种子采集与贮藏：每年8月中下旬，采集3年以上的川党参植株的健康成熟种子，进行处理贮存，种子贮存期1年。

②选种：在播种前，选饱满、色泽鲜亮、健康无病害的种子，千粒重不低于0.26g。

③播种育苗：采用双膜单架高精细育苗技术，每亩播种不少于1.4kg；参苗高不低于8cm，主根长不低于8cm，真叶数不少于5对。

④整地作畦：秋后翻地深25～30cm越冬，移栽前再翻25～30cm，起垄宽120～130cm，畦面呈龟背形，畦高约20cm，厢沟20～30cm，四周开排水围沟。

⑤移栽：采取沟栽点施技术，每亩45 000～50 000株（株行距10～12cm）。

⑥合理轮作：坚持轮作栽培措施，轮作年限4年以上。

（4）采收与加工

①采收：采收年限种植后3年以上，采收季节秋季8～9月，当地上部分枯萎时，即可采收植株的肉质根。

采收方法：先在参地的一头开挖30cm深的沟，然后依序向前小心剖挖，扒出参根。

②加工工艺

工艺流程：鲜参→分档→软参→倒胚→揉搓→干燥→检验分级→包装→入库。

工艺要求：将采挖的板桥党参根，除去泥土杂物，按大小分档后，晾晒或烘烤干燥至参条全体发软时，收堆进行揉搓倒胚，平放于表面较粗糙的木板上来回滚动揉搓10～15次，继续晾晒或烘烤至干燥。

（5）质量特色

①感观指标：呈长圆锥或长圆柱形，长10～45cm，直径0.5～2cm；根头部有5～15个疣状突起的茎痕；根头下端有致密的纵皱纹，质较柔软带韧性。表面灰黄色至黄棕色，断面皮部黄白色，木部淡黄色，平坦呈菊花状。具有特殊香气，味微甜。

②理化指标：醇溶物≥60.0%，总多糖≥20.0%，总皂苷≥0.25%，水分≤12.0%。

3. 专用标志使用

板桥党参地理标志产品保护范围内的生产者，可向湖北省恩施市质量技术监督局提出使用"地理标志产品专用标志"的申请，由国家质量监督检验检疫总局公告批准。

自本公告发布之日起，各地质检部门开始对板桥党参实施地理标志产品保护措施。

五、陕西凤县凤党

凤县古称"凤州"，位居秦岭南麓腹地，地处亚热带和温带分界线上，属半湿润山地气候，海拔905～2739m，盛产中药材983种。区内气候差异大，呈主体垂直分布，冬无严寒，夏无酷热，雨量适中，昼夜温差大，有利于多种药材生长。独特的地理、气候条件造就了动植物种类的多样性，素有"天然药库"之称，而"凤党"更是大自然对凤县的恩赐。

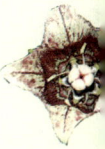

凤县所产党参，芦头蜂窝状，俗称"狮子盘头"；芦下密集横纹，称"蚕项"。皮松肉紧，质地柔润，有弹性而易折。断面黄白相间，中心黄色，曲折环绕有裂隙和放射状花纹，称"菊花心"。气味清香略甜、口嚼粘牙无渣者，为党参中之上品。

据《凤县志》和《凤县民国志》等资料记载：凤党以名贵质优远销于东南亚、日本、韩国等地。清末时是朝廷的上等贡品，1964年凤县被列为凤党出口商品基地县，1987年凤党被陕西省作为名优地方产品推荐参加上海"中国首届中医药国际学术及展览会"。全县年种植凤党500亩以上，年产50 000kg。[27]

第三节　党参药材商品规格标准[28]

一、西党规格标准

一等：干货。呈圆锥形，头大尾小，上端多横纹。外皮粗松，表面米黄色或灰褐色。断面黄白色，有放射状纹理。糖质多，味甜。芦下直径1.5cm以上。无油条、杂质、虫蛀、霉变。

二等：干货。呈圆锥形，头大尾小，上端多横纹。外皮粗松，表面米黄色或灰褐色。断面黄白色，有放射状纹理。糖质多，味甜。芦下直径1cm以上，无油条、杂质、虫蛀、霉变。

三等：干货。呈圆锥形，头大尾小，上端多横纹。外皮粗松，表面米黄色或灰褐色。断面黄白色，有放射状纹理。糖质多，味甜。芦下直径0.6cm以上，油条不超过15%，无杂质、虫蛀、霉变。

二、条党规格标准

一等：干货。呈圆锥形，头上茎痕较少而小，条较长。上端有横纹或无，下端有纵皱纹。表面糙米色。断面白色或黄白色，有放射状纹理。有糖质，甜味。芦下直径1.2cm以上，无油条、杂质、虫蛀、霉变。

二等：干货。呈圆锥形，头上茎痕较少而小，条较长，上端有横纹或无，下端有纵皱纹。表面糙米色。断面白色或黄白色，有放射状纹埋。有糖质，味甜。芦下直径0.8cm以上，无油条、杂质、虫蛀、霉变。

三等：干货。呈圆锥形，头上茎痕较少而小，条较长，上端有横纹或无，下端有纵皱纹。表面糙米色。断面白色或黄白色，有放射状纹理。有糖质，味甜。芦下直径0.5cm以上，油条不超过10%，无参秧、杂质、虫蛀、霉变。

三、潞党规格标准

一等：干货。呈圆柱形，芦头较小。表面黄褐色或灰黄色，体结而柔。断面棕黄色或黄白色。糖质多，味甜。芦下直径1cm以上，无油条、杂质、虫蛀、霉变。

二等：干货。呈圆柱形，芦头较小。表面黄褐色或灰黄色，体结而柔。断面棕黄色或黄白色。糖质多，味甜。芦下直径0.8cm以上，无油条、杂质、虫蛀、霉变。

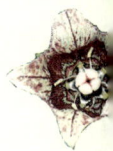

三等：干货。呈圆柱形，芦头较小。表面黄褐色或灰黄色，体结而柔。断面棕黄色或黄白色。糖质多，味甜。芦下直径0.4cm以上，油条不得超过10%，无杂质、虫蛀、霉变。

四、东党规格标准

一等：干货。呈圆锥形，头较大，下有横纹。体较松质硬。表面土黄色或灰黄色，粗糙。断面黄白色，中心淡黄色，显裂隙。味甜。长20cm以上，芦头下直径1cm以上，无毛须、杂质、虫蛀、霉变。

二等：干货。呈圆锥形，芦头较大，芦下有横纹。体较松质硬。表面土黄色或灰褐色，粗糙。断面黄白色，中心淡黄色，显裂隙。味甜。长20cm以下，芦下直径0.5cm以上，无毛须、杂质、虫蛀、霉变。

五、白党规格标准

一等：干货。呈圆锥形，具芦头。表面黄褐色或灰褐色。体较硬，断面黄白色。糖质少，味微甜。芦下直径1cm以上，无杂质、虫蛀、霉变。

二等：干货。呈圆锥形，具芦头。表面黄褐色或灰褐色。体较硬，断面黄白色。糖质少，味微甜。芦下直径0.5cm以上，间有油条、短节，无杂质、虫蛀、霉变。

备注：

1. 党参产区多，质量差别较大，现仍按1964年规格标准分为五个品种，未大动。各地产品，符合某种质量，即按该品种标准分等。

（1）西党　即甘肃、陕西及四川西北部所产。过去称纹党、晶党。原植物为素花党参。

（2）东党　即东北三省所产者。

（3）潞党　即山西产及各地所引种者。

（4）条党　即四川、湖北、陕西三省接壤地带所产。原名单枝党、八仙党。形多条状，故名条党，其原植物为川党参。

（5）白党　即贵州、云南及四川南部所产。原称叙党，因质硬糖少，由色白故名白党。其原植物为管花党参。

2. 加强指导采挖加工技术，出土后即去净泥土毛须，及时干燥。

3. 潞党的一等，在山西即老规格的"老条"，是播种参、质量好、应鼓励发展。二至三等系压条参，质较轻泡。

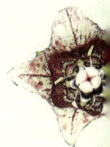

第四节　党参药材的炮制

一、古代炮制

由于党参应用历史较短，其古代炮制内容也较简单，偶有记载。净制方面，主要采用"去梢"（清《治金》）、"竹刀刮，暴干"（清代《本草害利》）。炮制方面，有"蜜炙"（清《治金》），清代严西亭在《得配本草》中提到"补肺，蜜拌蒸熟"，清代

《时病论》中曰："米炒，治脾土虚寒泄泻"。概括起来，古代党参的净制方法有去芦、去栓皮，炮制方法有蜜炙、蜜拌蒸熟、米炒。

二、现代炮制

包括净制和炮制两个部分。

1. 党参净制方法

（1）洗切　取原药材，洗净泥沙，润透后去芦，切厚片或筒段，干燥，筛去灰屑，即得。

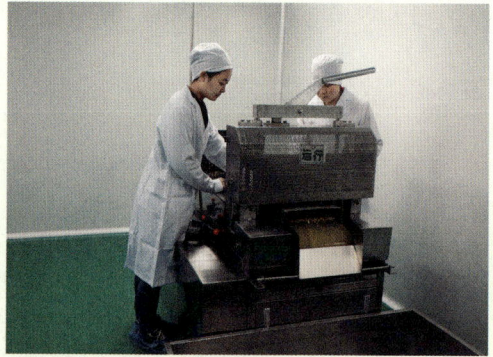

图5-11　党参切片

（2）蒸切　原药材，用米汤或糯米汤浸洗10分钟，然后蒸熟透切片（图5-11）。

2. 党参炮制方法

（1）清炒　取党参置热锅中，用微火炒至微黄或老黄色，具焦斑。

（2）土炒　党参400g，黄土粉100g。取黄土粉于锅内炒热，投入党参片，不断翻动，炒至片面附着有土，取出，筛去土，放凉备用。

（3）麸炒　党参2.5kg，麸皮500g。麸皮置于热锅中，冒烟时，加入党参片，炒至深黄色。

（4）米炒　①党参500g，米500g（或陈米1kg）。浸湿米，倒入热锅，使米贴锅，中火加热炒至米冒烟，加入党参，轻翻至党参呈黄色为度；②党参每100kg，用米

20kg，将米置热锅内，用中火加热炒至冒烟时投入党参拌炒，至米呈老黄色，党参挂火色时取出，筛去米，放凉。

（5）蜜炙　党参片500g，蜂蜜100～150g。取党参片，将蜜加适量开水稀释后拌匀，润透，用文火炒至黄棕色不粘手时，取出放凉。

（6）酒党参　党参500g，米酒100g。将酒与党参片拌匀置密闭容器内，润至酒被党参完全吸收，置锅中文火加热，炒至近干，微挂火色，及时出锅。

（7）蒸党参　取党参段，置蒸制容器内，隔水蒸至透心或圆气后约30分钟，取出，晒干。

综上所述，现代党参的炮制方法有切厚片，切段，米汤浸后蒸切，清炒，土炒，麸炒，米炒，蜜炙，酒炙，清蒸等。

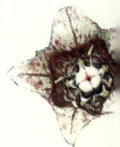

第五节　党参药材的包装、储藏与运输

一、包装

先在箱内铺好垫板，将每把党参芦头处的皮筋去掉，然后把成品参一把一把地的摆在箱内，每箱净重20kg。把参装完后，再把上盖盖好，用胶带将纸箱封严，打箱带打两道腰，箱外部贴产品合格证。产品合格证应注明品名、批号、等级、产地、生产日期、采收日期、贮藏条件、注意事项、包装工号、净重、检验员等。

二、储藏

库房必须干燥，通风，相对湿度应保持在45%～75%之间，并且具有避光、通风、排水、防虫鼠的设备。党参与地面保持10cm以上的距离，与墙面距离为30cm，与房顶距离为50cm，批与批之间的距离为50cm（图5-12）。

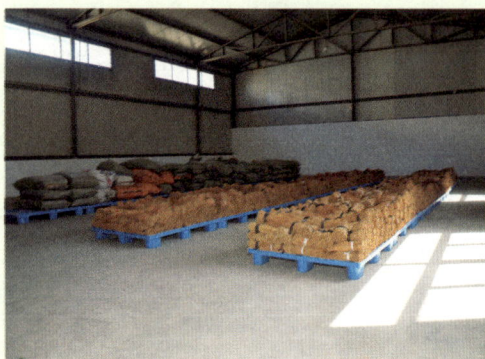

图5-12　党参仓储

三、运输

各种运输工具均可运输，但运输工具必须清洁、干燥、无异味、无污染，严禁能与党参产生污染的其他货物混装运输。

第六节　《中国药典》2015年版党参质量标准

本品为桔梗科植物党参*Codonopsis pilosula*（Franch.）Nannf.、素花党参*Codonopsis pilosula* Nannf. var. *modesta*（Nannf.）L. T. Shen或川党参*Codonopsis tangshen* Oliv.的干燥根。秋季采挖，洗净，晒干。[29]

【性状】党参　呈长圆柱形，稍弯曲，长10～35cm，直径0.4～2cm。表面黄棕色至灰棕色，根头部有多数疣状突起的茎痕及芽，每个茎痕的顶端呈凹下的圆点状；根头下有致密的环状横纹，向下渐稀疏，有的达全长的一半，栽培品环状横纹少或无；全体有纵皱纹和散在的横长皮孔样突起，支根断落处常有黑褐色胶状物。质稍硬或略带韧性，断面稍平坦，有裂隙或放射状纹理，皮部淡黄白色至淡棕色，木部淡黄色。有特殊香气，味微甜。

素花党参（西党参）　长10～35cm，直径0.5～2.5cm。表面黄白色至灰黄色，根头下致密的环状横纹常达全长的一半以上。断面裂隙较多，皮部灰白色至淡棕色。

川党参　长10～45cm，直径0.5～2cm。表面灰黄色至黄棕色，有明显不规则的纵沟。质较软而结实，断面裂隙较少，皮部黄白色。

【鉴别】（1）本品横切面　木栓细胞数列至10数列，外侧有石细胞，单个或成群。栓内层窄。韧皮部宽广，外侧常现裂隙，散有淡黄色乳管群，并常与筛管群交互排列。形成层成环。木质部导管单个散在或数个相聚，呈放射状排列。薄壁细胞含菊糖。

（2）取本品粉末1g，加甲醇25ml，超声处理30分钟，滤过，滤液蒸干，残渣加水15ml使溶解，通过D101型大孔吸附树脂柱（内径为1.5cm，柱高为10cm），用水50ml洗脱，弃去水液，再用50％乙醇50ml洗脱，收集洗脱液，蒸干，残渣加甲醇1ml使溶解，作为供试品溶液。另取党参炔苷对照品，加甲醇制成每1ml含1mg的溶液，作为对照品溶液。照薄层色谱法（通则0502）试验，吸取供试品溶液2～4μl、对照品

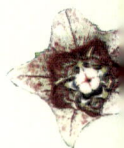

溶液2μl，分别点于同一高效硅胶G薄层板上，以正丁醇–冰醋酸–水（7∶1∶0.5）为展开剂，展开，取出，晾干，喷以10％硫酸乙醇溶液，在100℃加热至斑点显色清晰，分别置日光和紫外光灯（365nm）下检视。供试品色谱中，在与对照品色谱相应的位置上，显相同颜色的斑点或荧光斑点。

【检查】水分　不得过16.0％（通则0832第二法）。

总灰分　不得过5.0％（通则2302）。

二氧化硫残留　照二氧化硫残留测定法（通则2331）测定，不得过400mg/kg。

【浸出物】　照醇溶性浸出物测定法（通则2201）项下的热浸法测定，用45％乙醇作溶剂，不得少于55.0％。

饮片

【炮制】党参片　除去杂质，洗净，润透，切厚片，干燥。

本品呈类圆形的厚片。外表皮灰黄色至黄棕色，有时可见根头部有多数疣状突起的茎痕和芽。切面皮部淡黄色至淡棕色，木部淡黄色，有裂隙或放射状纹理。有特殊香气，味微甜。

【鉴别】【检查】【浸出物】　同药材。

米炒党参　取党参片，照炒法（通则0213）用拌炒至表面深黄色，取出，筛去米，放凉。

每100kg党参片，用米20kg。

本品形如党参片，表面深黄色，偶有焦斑。

【检查】水分　同药材，不得过10.0％。

【鉴别】【检查】（总灰分　二氧化硫残留量）【浸出物】 同药材。

第七节　党参商品的鉴别

一、不同商品党参性状比较[6]

（一）潞党参

主产于山西长治、晋城（古潞州），多为栽培品，多为2年采收。呈长圆柱形，稍弯曲。表面黄棕色至灰棕色，栽培品的"狮子盘头"小，且根头下环状横纹少或无。外表皮有纵纹和疏生横长皮孔突起，破损处常见

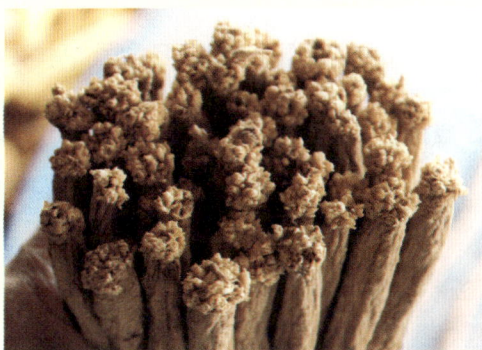

图5-13　潞党参的狮子盘头

黑褐色胶状物，习称"油点"。质稍硬或柔润，有放射状纹理，外侧多有裂隙，皮部黄白色或黄棕色，木部淡黄色，木部占根的1/3～2/3。特殊香气，味微甜，嚼之化渣（图5-13）。

（二）白条党

主产于甘肃西部，多为2年采收。"狮子盘头"不明显，根头下环纹少或无，近根

头处常有绳孔。质柔润或角质样，裂隙少或无，木部占根的1/3～1/2。气微香，味甘甜。白条党系潞党引种到甘肃形成，外形与潞党参相似，产地加工中常熏硫，表面较潞党参偏白，为黄白色，常用绳穿成串晾晒，近根头处有绳孔，气味较潞党参小。

（三）台党

产于山西五台山区，野生，多年生。多呈纺锤状圆柱形，大小不均，少分枝，"狮子盘头"较明显，环纹致密达全长的一半及以上。质松泡，断面裂隙较多。味甜。当地栽培台党与潞党参相似，与野生品形态相差较大。

（四）凤党

产于陕西凤县，5年以上采收。呈纺锤状长圆柱形，少分枝，表面灰黄色，"狮子盘头"明显，茎痕多而密，根头下致密环纹常达全长的一半。质硬而脆，断面较平坦，裂隙多，皮部灰白色，木部淡黄色。气香，味微甜。

（五）纹党

产于甘肃文县，多年生（4～5年）。根粗壮，"狮子盘头"膨大，纹密，达一半及以上。质坚硬，木部亮黄色，皮部与木部交界处可见黄棕色圈。气微香，味甘甜。

（六）刀党

产于四川九寨沟，2年以上采收。呈长圆柱形，少分支，纹密，达全长一半及以上，"狮子盘头"明显。皮部淡黄褐色，木部黄色。气微香，味甜。

（七）板桥党

产于湖北板桥镇，多为2年采收。多数为单支条状，表面有较深略直的纵沟，眉

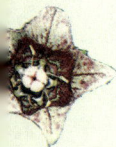

状皮孔突起纵向排列成直线，"狮子盘头"不明显，根头茎痕及芽少，根头下环纹少或无。皮部与木部交界处有黄棕色圈，木部小，约占根的1/3。气微香，味微甜，嚼之化渣。

二、常用党参鉴别

随着人们对党参功效逐渐认识，其需求量日益增长，促使党参的种植面积不断被扩大，但因各党参栽培区自然环境差异明显，种源混乱，田间管理粗放，产地采收加工方式不科学，以及炮制不规范等因素，造成党参药材性状、显微特征的改变，甚至引起成分含量等变化。多数研究集中在药典收载的3个品种，也有研究者对各地的习用品种有较深入的研究，如秦岭党参（*Codonopsis tsiniingensis* Pax et Hoffm.），黔党参或管花党参（*Codonopsis tubulosa* Kom.），轮叶党参（*Codonopsis lanceoiata* Benh. et Hook. f.）与新疆党参（*Codonopsis clematiea* (Schrenk) C. B. Cl.）等。很多研究者从生药学及植物学特性等方面研究不同基原、不同产地党参，用于鉴别常用党参。

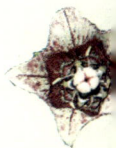

根据产地、性状特征等，党参常分为"潞党""西党""东党"及"条党"等商品规格。各类商品党参性状有差异，有些经验丰富者还可以判断出产地。汤世根对不同基原的5种商品党参性状进行比较，发现其区别点为：西党（素花党参）芦大，横纹多；条党（川党参）芦不明显，形如条状；潞党（党参）芦小，断面棕黄或黄白色；东党（党参）芦较大，有横纹；白党（管花党参）质硬，味不甜，色白。研究结果还表明，同基原党参，因加工方式不同而演变出多种商品规格。甘肃阶党可加工成防党、晶党（皮肉为胭脂色，称"美人面"），来源为素花党参。陕西产汉中党，将其扎成方形扁把称为排党，选其上等品加工为节面党，来源为川党参。但关贺亚玲等人对潞党、川党、西党进行生药学研究，认为三者无明显差异，提出总氨基酸含量可用于鉴别药材，其中潞党>川党>西党，而且人体必需氨基酸含量也符合此规律。

王建明等根据芦下大小对西党、条党、潞党的商品学分类进行研究，将商品药材分为三等。但杨耀强等人研究结果表明，同一产地的大、中、小各商品等级川党参，其性状、显微、水分、灰分及浸出物差异并不大，但不同产地川党参间略有差别。这与人们长期以为"根粗大者为优"的观点相悖，但不能以某一成分或某类成分含量的高低评价药材质量。

甘肃为党参主产地之一，种植面积较广达20万亩，所产的商品党参种类颇多，有"纹党""白条党""凤党"及"刀党"等，其性状、显微有差异。黄继锋等对纹党和白条党比较研究，纹党品质以"根条肥大、粗实、皮紧、横纹多及味甜"为优，白条党狮子盘头不明显，以"独支不分叉、色白及粗长"为优。并且从粉末中发现，纹党的导管以具缘纹孔为主，菊糖较小为类三角形，而白条党网纹导管居多，菊糖较大，约为纹党的两倍，主要以扇形、类圆形为主。横切面特征比较，纹党木质部小约占根的1/3，白条党的木质部约占1/2。杨扶德等经过比较甘肃野生党参与不同产地的栽培党参，发现性状与组织构造差异较大，野生品有大量的石细胞群，部分栽培品石细胞极少，横断面区别在于栽培党参的木质部比例明显大于野生党参。

山西为党参的道地产区，潞党参为著名的道地药材，台党为五台野生品，二者同来源于党参。白效令等人对潞党参与台党生药学特性进行比较发现，同为一年生的潞党参根下环纹和腺点都不如台党明显，但乳汁较多；其网纹导管横隔部分略有区别，潞党通畅且光滑，而台党迂曲而凸凹不平，梯纹导管区别较为明显，潞党为对梯纹，而台党为单梯纹。

颖丽等人比较不同基原党参粉末特征，发现党参菊糖最多，素花党参石细胞极多，而川党参石细胞较少而淀粉粒较多。但同来源于川党参的庙党、大宁党、夔党和洛党，除粉末颜色略有区别，其他显微特征相似。

除了比较药材的性状、组织结构和细胞形态，有人采用扫描电子显微镜观察党参花粉形态、种子表皮纹饰等特点。韦仲新比较党参属4个物种党参、川党参、小花党参（*Codonopsis micrantha* Chipp）与鸡蛋参（*Codonopsis convolvulacea* Kurz）的花粉形态，结果表明不同基原的党参花粉形态特征差别大，为鉴别药典收载党参与非药典收载党参提供依据。马琴国等人研究发现，党参与素花党参花粉的形状和萌发沟形态区别较大，花粉形状区别为党参多为长球形，而素花党参多为扁球形；党参花粉的萌发沟口较窄、沟内不规则的锯齿较小，而素花党参沟较宽、沟内锯齿较大；但萌发沟均为7裂沟，表面纹饰特点皆为具乳突状小刺、两极刺密度大。同产于山西的台党花粉形态与潞党参也有区别，台党外壁表面乳头状凸起有小孔，且极刺显著高于潞党参；种子的表面纹饰亦有不同，潞党参质细、小点多，而台党质粗、小点少。[6]

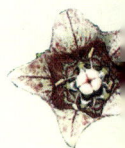

三、党参正品与伪品、混用品鉴定

正品党参与其伪品、混用品功效多有不同，甚至误食造成严重的中毒现象，实践应用中，经验鉴别为鉴定药材真伪优劣的主要手段之一。操作方便，效益高，易于实现。姚增奇对药典收载的3种党参进行对比，并收集其伪品及混用品伞形科东北迷果芹（*Sphall erocarpus gracilis*（Bess.）K. –Pol.）、桔梗科羊乳参（*Codonopsis lanceoiata* Benth. et Hook. f.）、石竹科石生蝇子草（*Silene tatarinowii* Regel）、桔梗科大花金钱豹（*Campanumoea javanica* Blume），发现以"狮子盘头"，根条粗大而直，无或少分支，嚼之无渣或少渣，味甜等为正品党参鉴别要点。

杨粹华等人发现迷果芹根头有鳞片状叶鞘基与党参区别，理化鉴别无皂苷和植物甾醇，薄层鉴别结果与党参对照药材不一致。

潘庆阳研究表明党参伪品石竹科银柴胡（*Stellaria dichotorma* L. var. *lanceolata* Bge.）有"珍珠盘"，而非党参的"狮子盘头"，表面散布"沙眼"（须根折断后残留的孔状凹陷），气味不似党参特异、甜，较微弱。横切面射线宽，10余列细胞，成堆细小的草酸钙砂晶多见于射线细胞中。

潘鲁敏等人对党参与伪品家种伞形科防风（*Saposhnikovia divaricata*（Turxz.）Schischk.）进行性状、显微及理化鉴别，结果表明，"狮子盘头"为其主要性状鉴别要点，粉末特征党参含菊糖、乳汁管，防风含油管、韧皮薄壁细胞，横切面韧皮部区别大，理化性质也不相同。赵振英对比茄科莨菪（*Hyoscyanus niger* L.）、迷果芹与党参，发现前两者根头部、断面、气味等有区别，石细胞、菊糖和有节乳汁管粉末特征仅见于党参。明党参为伞形科植物明党参（*Changium smyrnioides* Wolff）的根，其原植物形态与党参区别显著，不同方面还存在于药材断面角质样，气微、味淡，韧皮部可见油室。

龙胆科小秦艽与个头小的党参性状相似，马听为防止被混用，将两者进行生药学鉴别，秦艽根头有纤维状叶鞘茎痕、味苦，不似党参；粉末不含菊糖和乳汁管，含类梭形、纺锤形或三角形的厚壁网纹细胞，且常与木栓细胞连接并存；乙醇提液在238nm（秦艽）和268nm（党参）处有最大紫外吸收，为二者鉴别提供较准确依据。[6]

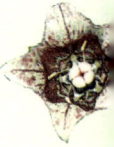

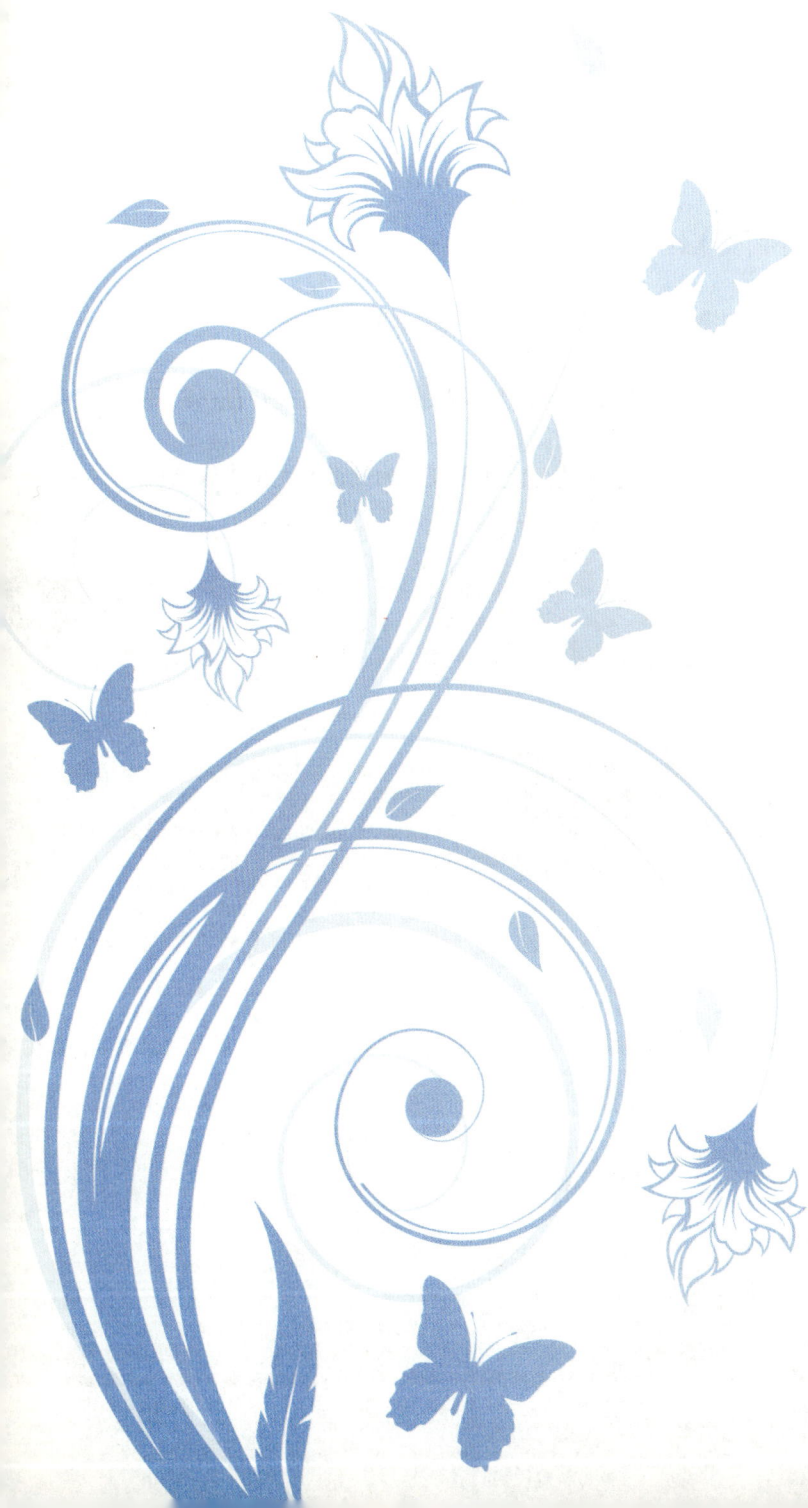

第6章

党参现代医药研究

第一节　党参的化学成分研究及鉴定

一、化学成分研究 [30]

自20世纪60年代起，国内外众多专家学者就开始研究党参的化学成分，从中分离鉴定了10种甾醇类成分，21种糖苷类成分，5种生物碱类及含氮成分，34种挥发油成分，13种三萜类及其他类成分。此外，还有多种人体必需的无机元素和氨基酸。

1. 苷类

从党参的水溶性部分分离并鉴定得到党参苷Ⅰ、党参苷Ⅱ、党参苷Ⅲ、党参苷Ⅳ4种党参苷和丁香苷。从党参中分离得到的党参炔苷为党参的标志性成分。

2. 糖类

党参中含有单糖、低聚糖、多糖等多种糖类物质，如单糖中的葡萄糖、低聚糖中的菊糖。多糖中绝大部分为酸性多糖。其中，多糖是组成党参糖类物质的主要成分。

3. 挥发性成分

党参所含挥发油性成分较多，主要为醛、醇、脂肪酸、脂肪酸醋、烷烃、烯烃等。

4. 甾体类

党参中的甾体类成分为甾醇、甾酮、甾苷3类，包括 α -菠甾醇、β -菠甾醇、

α-菠甾酮、豆甾醇、$\Delta^{5,22}$-豆甾烯醇、Δ^7-豆甾烯醇、豆甾酮、Δ^7-豆甾烯酮等。

5. 氨基酸类

党参含有多种氨基酸，如谷氨酸、甘氨酸、酪氨酸、丝氨酸等。其中，缬氨酸、苏氨酸、赖氨酸、蛋氨酸、苯丙氨酸、亮氨酸、异亮氨酸为人体必需的7种氨基酸。

6. 生物碱及含N成分

党参含有党参碱、胆碱、5-羟基-2-羟基吡啶、党参脂、党参酸、烟酸挥发油、正丁基脲基甲酸酯等成分。

7. 无机元素

党参中含有Ca，Mg，Zn，Fe，Cu，Mn等33种无机元素。其中，人体所需的营养元素和有益元素（如P，Ca，Mg，Si，Fe，Zn等）含量较高，而有害元素（如Pb，Cd，As，Hg等）含量较低。

8. 有机酸类

党参的有机酸有党参酸、烟酸、丁香酸、烟酸、香荚兰酸、2-呋喃甲酸、香草酸、琥珀酸、9,10,13-三羟基-反-11-十八烯酸和阿魏酸。

9. 萜类及其他类成分

党参含有三种五环三萜化合物，主要为木栓酮、蒲公英萜醇和蒲公英萜醇乙酸乙酯；还有倍半萜内脂类化合物苍术内酯Ⅲ和苍术内酯Ⅱ；香豆素类化合物补骨脂内酯、白芷内酯。此外，含有5-羟甲基糠醛、5-羟基甲糖酸、5-羟甲基-2-糠醛、丁香醛、2-糖酸钠以及邻苯二甲酸双-（2-乙基）己酯等。

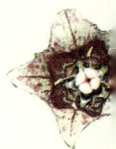

二、化学成分鉴定[6]

关于党参的有效成分说法各异，多数认为党参炔苷和苍术内脂Ⅲ为有效单一成分。药典将党参炔苷作为党参标志性成分，许多研究者采用HPLC法对其进行测定。贺庆等对不同产地、不同药材市场党参进行党参炔苷检测，发现其含量党参>素花党参>川党参，而宋丹等研究结果与之相反，认为川党参中的含量高于党参和素花党参。此外，庞维荣等分析潞党参（党参）、素花党参、川党参中党参炔苷含量，结果表明，潞党参>素花党参>川党参，这与贺庆的结果相符。赵晓华等则对甘肃不同产地党参的芦头、参体与参尾中党参炔苷的量进行分析比较，结果表明，其中6种不同来源党参炔苷含量参尾>参体，5批样品芦头>参体，但芦头与参尾之间差异不显著。王润生等人测定山西不同产地党参炔苷含量，发现陵川的"五花芯党参"含量最高。研究表明，不同来源的党参中党参炔苷含量差异大，而且Qiao等在几个代用品和其他物种大花金钱豹*Campanumoea javanica* Bl.、桔梗*Playtcodon grandiflorus*（Jacq.）A. DC.和半边莲*Lobelia chinensis* Lour.中也检测出党参炔苷。孙庆文等人研究表明，目前党参属中小花党参的炔苷含量最高，且根、茎、叶中含量都高。因此，有人建议不能将党参炔苷作为特征化学标示物用于党参的鉴定，只能作为党参的一般化学标示物。

苍术内脂Ⅲ具有抗炎活性，根据王峥涛等人的研究表明，党参属19种党参及1个变种素花党参中，仅潞党参、灰毛党参与球花党参含有苍术内酯Ⅲ，而且收集的不同产地常用党参样本中，仅潞党参中检测到苍术内酯Ⅲ，认为苍术内酯Ⅲ可作为鉴别潞党参的一个重要指标。有研究者采用不同检测方法，用于测定党参苍术内酯Ⅲ含量，为建立合理、快捷的苍术内酯Ⅲ测定方法提供依据。杨静等人研究表明，不同产地党参引种到山西后，苍术内酯Ⅲ含量都较原产地高，得出山西自然环境条件适宜党参种植的结论。王爱娜拟将苍术内酯Ⅲ作为潞党参质量的指标之一，建立测定方法和条件，规定苍术内酯Ⅲ不得少于0.0025%。

第二节　党参的现代药理研究

一、药理作用

1. 对中枢神经系统的作用

有报告认为，党参有中枢抑制作用。党参煎剂和醇提取物对小鼠旷野行为活动和自发活动有一定的抑制作用。试验表明：党参提取物对小剂量氯丙嗪起协同作用，但拮抗大剂量氯丙嗪的中枢抑制作用，并可使给予大剂量戊巴比妥钠小鼠的睡眠时间缩短。党参提取物对印防己毒素和戊四氮有一定的拮抗作用，使小鼠的惊厥和死亡发生时间延长，但对番木鳖碱无明显的对抗作用。党参注射液能明显减少小鼠的自发活动次数；明显延长硝酸番木鳖碱、戊四氮导致小鼠出现惊厥的时间、死亡时间和减少惊厥死亡数；提高小鼠电惊厥阈值；明显延长乙醚麻醉小鼠的苏醒时间；

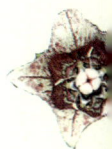

还能明显增强异戊巴比妥钠的催眠作用。

但亦有报告指出，不论是党参根的酊剂、煎剂，还是浸剂均能引起小鼠中枢神经系统的兴奋，使巴比妥钠引起的睡眠时间缩短，根的皂苷给小鼠口服，能增强反射和呼吸节律，剂量为6mg/kg体重，可使水合氯醛引起的麻醉时间缩短50％。实验表明：党参能增进和改善小鼠学习记忆过程；党参水提物对小鼠信息的获得和巩固过程有一定的促进作用，且对由樟柳碱造成的学习记忆障碍有较好的改善作用，提示党参对学习记忆的促进作用可能与中枢的胆碱能神经系统有关；党参总碱有明显改善东莨菪碱对小鼠的记忆损伤作用；党参总碱对正常脑内乙酰胆碱含量没有明显影响，但有对抗东莨菪碱引起乙酰胆碱浓度下降的作用；党参总碱对ChAT和东莨菪碱引起的ChAT活性下降均无作用，但体外却能增加ChAT的活性，可能与其所含胆碱有关。

2. 对心血管系统的作用

党参注射液和醇提取物低浓度时对蟾蜍离体心脏有抑制作用，高浓度可使之停跳。党参提取物能提高麻醉猫心泵血量而不影响心律；增加脑、下肢及内脏血流量，并能对抗肾上腺素的作用。其水煎剂和水提醇沉法制得的注射液均能明显延长注射异丙肾上腺素小鼠缺氧存活时间，提示其能增强动物心肌耐缺氧能力。100％党参注射液对垂体后叶素所致的家兔实验性急性心肌缺血有一定的保护作用，但对垂体后叶素引起的心律失常则无影响。

党参浸膏与醇提物给麻醉犬及兔静脉注射均有短暂的降压作用。其注射液

0.5g/kg给麻醉兔静脉注射，0.25g/kg给麻醉犬静脉注射，血压均立即下降，但迅速恢复。重复给药无快速耐受现象。切断两侧迷走神经，静脉注射阿托品、苯海拉明或普鲁卡因皆不影响其降压效果，表明其作用并非副交感与内感受器兴奋后组胺释放所致。有报告指出，党参浸膏对肾上腺素的升压反应有明显的对抗作用。但亦有报告认为，其注射液对肾上腺素的升压反应无拮抗作用。实验表明：党参注射液对家兔晚期失血性休克有明显升压作用，可延长动物的存活时间。党参注射液静脉滴入后，可使晚期失血性家兔的动脉血压回升，中心静脉压下降，心率轻度减慢。但用水浸液每天给慢性高血压犬灌服4g/kg，则无降压效果。

3. 对血液及造血系统的作用

党参根提取物和总糖苷预防性给予大鼠，能防止动物因松节油刺激引起的白细胞增多，松节油刺激后给药，亦能抑制白细胞增高症的发展。党参水浸膏与醇浸膏给家兔皮下注射或饲以党参粉，可使其红细胞数升高，白细胞数下降，嗜中性粒细胞数相对增多，淋巴细胞数相对减少。口服较皮下注射效力显著。摘除兔脾脏后，红细胞数仍有增加，只是效力明显降低，白细胞数不减少，分类计数的变化同前。党参亦能增加血红蛋白含量。切除脾脏后，效力明显降低。给去脾动物喂饲党参，上述作用较显著，表明党参的这一作用与脾脏有关。但是此种药效并不持久，停喂党参20天后，血液成分均恢复给药前水平。党参煎剂5g/kg给兔皮下注射，亦可使红细胞数和血红蛋白含量明显增加，而白细胞数明显降低。亦有报告，党参煎剂给兔灌服2g/kg，连续3天，红细胞数和白细胞数均有减少，但差别并不显著。如服量增加

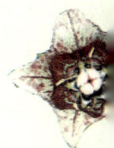

至5g/kg，则能明显升高白细胞数，而红细胞数虽有减少，但无统计意义。党参注射液给小鼠皮下注射0.3克/只，连续5天，其白细胞数和网织细胞计数均明显升高，而红细胞数和血红蛋白含量反而有所降低，但差别并不显著。按同样疗程，改为煎剂灌服则使小鼠红、白细胞计数与血红蛋白含量均明显升高，而对网织细胞和淋巴细胞影响不大。

党参1：40水浸液无溶血作用，但能与红细胞作用变色而发生浑浊沉淀。党参100%注射液亦无溶血作用，但能促进血凝，使血浆再钙化时间明显缩短。党参注射液给家兔静脉注射1g/kg，能使体外形成的血栓长度、湿重、干重显著降低，使红细胞压积、红细胞电泳值、全血与血浆比黏度均明显下降，但对血沉无影响。党参对ADP诱导家兔血小板聚集功能有抑制作用，作用强度在一定范围内随药物在血浆中的浓度增加而增强。有报告指出，党参加丹参能对抗冠心病心绞痛患者血小板聚集、抑制血浆 TXA_2 合成而又不影响 PGI_2 的合成，并且其抑制效应与用量呈一定的量效关系。

4. 对消化系统的作用

党参有抗溃疡作用。动物实验表明：党参水煎醇浸液对大鼠应激性、幽门结扎、慢性乙酸性等实验性胃溃疡均有明显的治疗和保护作用，且在10～80g/kg给药量时有明显的量效关系。党参正丁醇提取物对应激性溃疡的疗效最佳。党参水煎剂对由无水乙醇、强酸（HCl）、强碱（NaOH）以及吲哚美辛所致的大鼠胃黏膜损伤及胃溃疡有对抗作用，而其酯溶性部分则未见有如此作用。党参正丁醇中性提取物对大鼠应激性、幽门结扎型、吲哚美辛和阿司匹林实验性胃溃疡均有明显的保护作用。党参多糖250、500mg/kg给大鼠灌胃对应激型、吲哚美辛型、醋酸型和幽门结扎型四种大鼠胃溃疡模型均有明显的抗溃疡作用。

实验表明：党参有抗胃黏膜损伤作用，该作用与其增强黏膜的细胞保护作用、增强胃黏膜屏障功能有关。党参正丁醇中性提取物水溶性部分为抗大鼠胃黏膜损伤的有效分离物。

有报告认为，党参对胃酸、胃蛋白酶等胃黏膜损伤因子的抑制作用，亦是党参抗溃疡作用的机制之一。实验表明：党参煎剂10g/kg 十二指肠给药，6 小时能使幽门结扎大鼠胃液分泌量、总酸排出量、Na^+ 排出量减少。党参的正丁醇提取物对大鼠基础胃酸分泌有明显的抑制作用。其水醇沉剂20g/kg十二指肠给药不仅可显著抑制大鼠基础胃酸分泌，还使由毛果芸香碱、组胺和五肽胃泌素引起的胃分泌活动、胃液分泌量、总酸排出量及胃蛋白酶活性均显著下降。并能明显抑制应激大鼠胃组织中组胺含量降低和5-羟色胺的增加。党参多糖500mg/kg给大鼠灌胃可显著降低胃液、胃酸分泌和胃蛋白酶活性，但250mg/kg则仅能抑制胃酸分泌。

党参对胃肠运动亦有一定的作用。党参水煎醇浸剂浓度在0.02~0.16g/ml时，对乙酰胆碱激动剂有拮抗作用，且呈明显的量效关系。但是党参制剂在低浓度时对组胺、氯化钡无明显影响。有报告认为，不同浓度的党参能使离体豚鼠回肠有抑制或兴奋两种作用，可使回肠张力升高，或先降后升。其收缩幅度变大、频率变慢，并能持续较长时间，且呈量效关系。对乙酰胆碱、5-羟色胺、氯化钡亦有不同程度

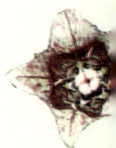

的拮抗作用。尚有报告指出，不同部分党参的药理作用亦有差异，党参的Ⅲ提取物（皂苷）除了对乙酰胆碱外，对其他激动剂如5-羟色胺、组胺、氯化钡均有明显的对抗作用。党参的Ⅴ提取物则除5-羟色胺外，对其他激动剂均有明显的对抗作用。有人认为这一结果可能是党参的皂苷成分对肠道运动调节作用所致。党参制剂静脉注射对正常大鼠及用新斯的明增强了的胃蠕动均有抑制作用，表现为蠕动波幅度降低、频率减慢，在给药量为3～12g时，其作用呈量效关系。

5. 对内分泌的作用

用100%党参水煎剂给小鼠灌胃、腹腔或皮下注射，均能使其血浆皮质酮明显升高。党参的提取部分Ⅱ、Ⅲ、Ⅴ静脉注射，亦有此种作用。研究表明：党参Ⅲ（皂苷）、Ⅴ（主要是多糖）的作用部位是在垂体或垂体以上水平，而不是在肾上腺皮质。

党参有升高血糖作用。实验表明：党参煎剂6g/kg给兔灌胃，可使其血糖明显升高。党参注射液给每只小鼠腹腔注射0.5g、给兔静脉注射1g/kg，均有明显升血糖作用。但每天给每只大鼠皮下注射1g，连续12天，则对血糖并无影响。党参注射液对胰岛素所致小鼠低血糖反应有对抗作用，对肾上腺素引起的高血糖则无影响。党参浸膏0.8g/kg给兔皮下注射，有升血糖作用，口服则无效，将浸膏中含有的糖分酵解去除后，再给兔皮下注射，则无升血糖效果，提示其升血糖作用与所含糖分有关。

6. 对免疫功能的作用

实验表明：党参可明显增强小鼠腹腔巨噬细胞的吞噬活力。党参制剂给小鼠腹腔注射（0.2毫升/天）、肌肉注射（0.1ml/kg）和静脉注射（0.2ml/kg），连续7天，巨噬细胞的数量明显增加，细胞体积增大，伪足增多，吞噬能力增强。细胞内 DNA、RNA、糖类、ACP 酶、ATP 酶。酸性酯酶及琥珀酸脱氢酶活性均显著增强。党参醇沉物30g（生药）/kg 给小鼠腹腔注射，能明显增强被氢化可的松抑制的巨噬细胞吞噬活力。当剂量降至3g（生药）/kg，作用仍很明显。

亦有报告指出，党参提取液对正常小鼠的免疫增强作用并不显著，但对用环磷酰胺造成免疫抑制状态的小鼠，能明显增强淋巴细胞转化、抗体形成细胞的功能，提高血清抗体滴度的水平，提示党参的免疫调节作用与机体所处的机能状态有密切关系。实验表明：党参多糖对细胞免疫有调节作用。给小鼠腹腔注射党参多糖200mg/kg，连续5天或8天，对腹腔巨噬细胞吞噬鸡红细胞、小鼠碳粒廓清和胸腺细胞 E 花环形成有促进作用，并对腹腔注射环磷酰胺、氢化可的松鼠腹腔巨噬细胞吞噬功能、E 花环形成有增强和恢复作用。对二硝基氯苯诱发的正常鼠迟发型超敏反应有抑制作用，而对地塞米松诱发的正常鼠迟发型超敏反应有恢复作用。

7. 提高机体的适应性

党参根提取物给家兔灌胃，可使其体重增加。用20％党参水煎液浸泡桑叶后喂蚕，可延长蚕的幼虫期、全生存期并增加体重，提示其有抗衰老作用。党参煎剂给小鼠灌服0.25克/只，可明显提高其负重游泳能力。党参可使小鼠在低温环境下的体温下降比对照组明显减少，其醋酸乙酯提取物 II 作用最强，I 及 V 部分亦有作用，III 及 VI 部分则无此作用。党参注射液对正常体温和发热家兔均无影响；党参注射液给小鼠皮下注射，可使其抗高温能力明显提高。

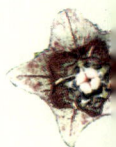

实验表明：党参可使动物整体耗氧量减少，并能提高脑对缺血的耐受力或降低脑组织的耗氧量。党参水煎液和水提醇沉法制得的注射液能显著提高小鼠常压耐缺氧的能力；明显延长氰化物及亚硝酸钠中毒小鼠的存活时间；对小鼠两侧颈总动脉结扎所致的脑部循环障碍性缺氧有明显对抗作用。血气分析提示，党参既有降低机体氧耗量的作用，亦有增加供氧的作用。这种作用可能与药物兴奋中枢神经系统、增强呼吸节律以及提高心输出量等有关。党参甲醇提取物、50%乙醇沉淀物、水煎剂等均能提高缺氧条件下小鼠的存活率，并延长存活时间，提高小鼠减压缺氧的耐受力。动物实验表明：党参对辐射损伤有保护作用，其机制是党参对垂体-肾上腺皮质系统有兴奋和调节作用。

8. 对病原微生物的作用

体外实验证明：党参对脑膜炎球菌、白喉杆菌、卡他球菌及大肠埃希菌均有不同程度的抑制作用。但亦有报告认为，党参煎剂对嗜盐菌、鼠伤寒菌、沙门菌、志贺痢疾杆菌等反有加速其生长的作用。通过党参对金黄色葡萄球菌体外生长及其小鼠败血症模型作用的研究表明：党参在高浓度时（1∶10）对金黄色葡萄球菌的生长起抑制作用，但对大肠埃希菌起促进作用；中等程度和低浓度时对金黄色葡萄球菌和大肠埃希菌均起促进作用。注入党参可使金黄色葡萄球菌感染的小鼠体内活菌数量明显增加，并加速其死亡。

9. 其他作用

党参和环磷酰胺联合应用，能使接种Lewis肺癌的荷瘤小鼠的开始死亡时间、平均存活时间、半数动物死亡时间和全部死亡时间均延长，日存活率提高，亦能明显减少肿瘤体积和重量，减少肺转移，其效果均明显优于单纯使用环磷酰胺。党参煎剂可使离体小肠紧张性增加，但收缩幅度略减少。潞党参的水煎酒沉注射液能明显地增强大鼠离体子宫的收缩，作用强度大约相当于垂体后叶素0.08u/ml。潞党参具有显著的镇痛作用，亦有明显的抗炎作用。给大鼠口服党参根10%提取物0.1～0.3ml/10g，可使其排尿量下降28%～47%。[31-32]

二、毒副作用

党参水煎液给小鼠灌胃的半数致死量为240.3g/kg。党参的地下部分总苷给小鼠灌胃的半数致死量为2.7g/kg。党参注射液给小鼠腹腔注射的半数致死量为79.21±3.6g（生药）/kg，相当于人口服常用量的317倍。党参碱给小鼠腹腔注射的半数致死量为666～778mg/kg。

党参毒性很低。党参注射液给大鼠每只每天皮下注射0.5g，连续13天，无毒性反应；给兔每只每天腹腔注射1g，连续15天，亦未见毒性反应。

临床应用本品，一般无不良反应。如用量过大（每剂超过60g）可致心前区不适和心律不齐，停药后可自行恢复。[31-32]

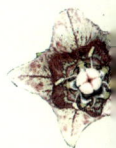

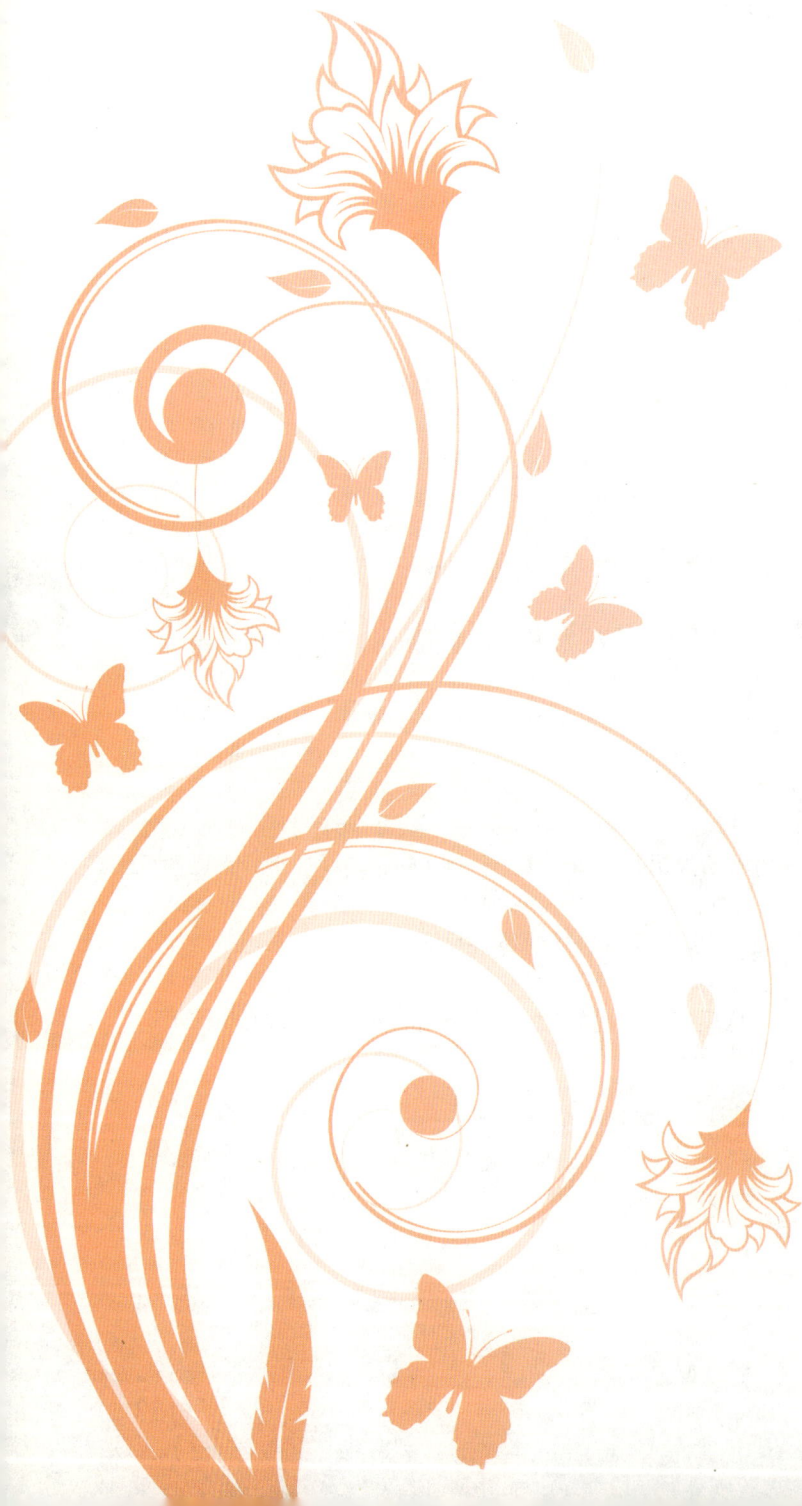

第7章

党参中药性能与应用

第一节　党参的中药性能

一、性味与归经

1. 性味：甘，平。

①《本经逢原》："甘，平。"

②《本草再新》："甘，平，无毒。"

2. 归经：归脾、肺经。

《得配本草》："入手、足太阴经气分。"

二、功能与主治

补中益气，健脾益肺。用于脾肺虚弱，气短心悸，食少便溏，虚喘咳嗽，内热消渴。

①《中华本草》："健脾补肺，益气生津。主脾胃虚弱，食少便溏，四肢乏力，肺虚喘咳，气短自汗，气微两亏诸证。"

②《中药大辞典》："补中，益气，生津。治脾胃虚弱，气血两亏，体倦无力，食少，口渴，久泻，脱肛。"

③《本经逢原》："清肺。"

④《本草从新》："补中益气，和脾胃，除烦渴。"

⑤《纲目拾遗》："治肺虚，益肺气。"

⑥《科学的民间药草》："补血剂。适用于慢性贫血，萎黄病，白血病，腺病，佝偻病。"

⑦《中药材手册》："治虚劳内伤，肠胃中冷，滑泻久痢，气喘烦渴，发热自汗，妇女血崩、胎产诸病。"

三、用法用量

9～30g。

《中华本草》："内服：煎汤，6～15g；熬膏或入丸、散。生津养血宜生用；补脾益肺宜炙用。"

《中药大辞典》："内服：煎汤，3～5钱，大剂1～2两；熬膏或入丸、散。"

四、注意事项

不宜与藜芦同用。

《中华本草》："实证、热证禁服；正虚邪实证，不宜单独应用。"

《中药大辞典》："有实邪者忌服。"

《得配本草》："气滞、怒火盛者禁用。"

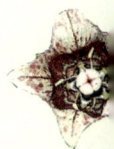

五、各家论述

1.《本经逢原》

清肺。上党人参，虽无甘温峻补之功，却有甘平清肺之力，亦不似沙参之性寒专泄肺气也。

2.《本草从新》

补中益气，和脾胃除烦渴。

3.《纲目拾遗》

治肺虚，益肺气。

4.《科学的民间药草》

补血剂。适用于慢性贫血，萎黄病，白血病，腺病，佝偻病。

5.《中药材手册》

治虚劳内伤，肠胃中冷，滑泻久痢，气喘烦渴，发热自汗，妇女血崩、胎产诸病。

6.《得配本草》

上党参，得黄芪实卫，配石莲止痢，君当归活血，佐枣仁补心。补肺蜜拌蒸熟；补脾恐其气滞，加桑皮数分，或加广皮亦可。

7.《本草正义》

党参力能补脾养胃，润肺生津，健运中气，本与人参不甚相远。其尤可贵者，则健脾运而不燥，滋胃阴而不湿，润肺而不犯寒凉，养血而不偏滋腻，鼓舞清阳，振动中气，而无刚燥之弊。且较诸辽参之力量厚重，而少偏于阴柔，高丽参之气味雄壮，而微嫌于刚烈者，尤为得中和之正，宜乎五脏交受其养，而无往不宜也。特力量较为薄弱，不能持久，凡病后元虚，每服二三钱，止足振动其一日之神气，则信乎和平中正之规模，亦有不耐悠久者。然补助中州而润泽四隅，故凡古今成方之所用人参，无不可以潞党参当之，即凡百证治之应用人参者，亦无不可以潞党参投之。

第二节　党参的临床应用

一、配伍效用

1. 党参配伍当归

党参补中益气；当归补血活血。二者合用，共奏补气养血之功效，用于治疗心血不足之头晕、面色萎黄、气短乏力等。

2. 党参配伍茯苓

党参益气健脾；茯苓渗湿健脾。二药合用，有健脾渗湿之功效，用于治疗脾气虚弱、运化失职、水湿内停之食少便溏、四肢倦怠、肢体水肿、小便不利等症。

3. 党参配伍黄芪

党参甘平，补中益气健脾；黄芪甘温，补气升阳、益卫固表。二者相须为用，

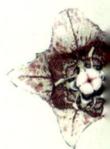

使其补气升阳之功效更著，用于治疗中气不足、气虚下陷之子宫脱垂、脱肛；脾胃虚弱、运化不健之食少纳呆、便溏泄泻、倦怠乏力等症。

4. 党参配伍麦冬

党参甘平，补中益气生津；麦冬甘寒，养阴生津。二者相使为用，有补气养阴生津之功效，用于治疗热伤气津之体倦气短、咽干口渴、脉虚细者。[31-32]

二、经典名方选录

1. 防风通圣散

出处：《宣明论方》

分类：解表方——表里双解

组成：防风、川芎、当归、酒白芍、薄荷、麻黄、连翘、石膏、黄芩片、桔梗、白术、滑石粉、甘草、荆芥、栀子、黄芪、党参。

功用：疏风解表，泻热通里。

主治：风热壅盛，表里俱实，憎寒壮热，头目昏眩，偏正头痛，目赤睛痛，口苦口干，咽喉不利，胸膈痞闷，咳呕喘满，涕唾稠黏，大便秘结，小便赤涩，疮疡肿毒，肠风痔漏，风瘙瘾疹，苔腻微黄，脉数。

2. 丁萸理中汤

出处：《医宗金鉴》

分类：温里方——温中祛寒

组成：丁香、制吴茱萸、党参、白术、干姜、炙甘草。

功用：温中补虚，降逆止呃。

主治：脾胃虚寒呕吐证。

3. 桂附理中丸

出处：《中国药典》（2005年版）

分类：温里方——温中祛寒

组成：肉桂、炮附片、党参、白术、炮姜、炙甘草。

功用：补肾助阳，温中健脾。

主治：肾阳衰弱，脾胃虚寒，脘腹冷痛，呕吐泄泻，四肢厥冷。

4. 人参五味子汤

出处：《幼幼集成》

分类：补益方——补气

组成：党参、茯苓、炒白术、五味子、麦冬、炙甘草、生姜、大枣。

功用：健脾益气。

主治：久嗽脾虚，中气怯弱，面白唇白者。

5. 益气聪明汤

出处：《东垣试效方》

分类：补益方——补气

组成：黄芪、党参、炙甘草、麸炒升麻、炒蔓荆子、白芍、黄柏。

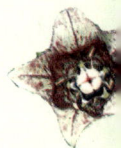

177

功用：益气升阳，聪耳明目。

主治：脾胃气虚所致的内障目昏、耳鸣耳聋。

6. 圣愈汤

出处：《医宗金鉴》

分类：补益方——补血

组成：熟地（20g）、白芍（15g）、川芎（8g）、人参（一般用潞党参20g）、当归（15g）、黄芪（18g）。

功用：补气，补血，摄血。

主治：气血虚弱，气不摄血证。月经先期而至，量多色淡，四肢乏力，体倦神衰。

7. 八珍益母丸

出处：《景岳全书》

分类：补益方——补血

组成：党参、炒白术、茯苓、酒当归、丹参、醋白芍、熟地黄、炙甘草、益母草、黄芪。

功用：补气血，调月经。

主治：月经量少，色淡，经期错后。

8. 香贝养荣汤加减

出处：《医宗金鉴》

分类：补益方——气血双补

组成：黄芪、党参、当归、赤芍、白芍、熟地黄、川芎、土白术、山药、醋香附、浙贝母、炙甘草。

功用：调补气血，理气化痰，解郁。

主治：瘰疬，石疽，乳岩后期。

9. 加味麦门冬汤

出处：《医学衷中参西录》

分类：补益方——补阴

组成：麦冬、党参、清半夏、山药、白芍、丹参、甘草、桃仁、大枣。

功用：滋阴养肺。

主治：阴虚肺燥。

10. 壮筋续骨丹

出处：《伤科大成》

分类：补益方——补阳

组成：当归、川芎、白芍、熟地黄、杜仲、续断、五加皮、骨碎补、桂枝、三七、黄芪、虎骨、补骨脂、菟丝子、党参、木瓜、北刘寄奴、土鳖虫。

功用：补肝肾，强筋骨。

主治：骨折、脱臼、伤筋等复位之后。

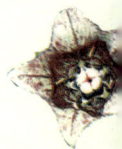

11. 补肾固冲丸

出处：《中医学新编》

分类：固涩方——涩精止遗

组成：盐菟丝子、续断、盐巴戟天、盐杜仲当归、熟地黄、鹿角霜、枸杞子、阿胶、党参、炒白术、大枣、砂仁。

功用：补肾健脾，固冲安胎。

主治：脾肾亏虚之胎动不安，滑胎等。

12. 理冲汤

出处：《医学衷中参西录》

分类：理血方——活血祛瘀

组成：黄芪、党参、白术、山药、天花粉、知母、三棱、醋莪术、鸡内金。

功用：祛瘀消积，补益气血。

主治：妇女经闭不行，或产后恶露不尽，结为癥瘕，以致阴虚作热，阳虚作冷，食少劳嗽，室女月闭血枯，男子劳瘵，脏腑癥瘕积聚，气郁脾弱，满闷痞胀，不能饮食。

13. 益气活血通脉汤

出处：《临床眼底病学》（黄叔仁经验方）

分类：理血方——活血祛瘀

组成：葛根、黄芪、党参、丹参、川芎、地龙、蝉、桃仁。

功用：益气活血，化瘀通脉。

主治：气虚血瘀，脉络阻滞。

三、方剂选用

1. 清肺金，补元气，开声音，助筋力

党参一斤（软甜者，切片），沙参半斤（切片），桂圆肉四两。水煎浓汁，滴水成珠，用瓷器盛贮，每用一酒杯，空心滚水冲服，冲入煎药亦可。（《得配本草》上党参膏）

2. 治泻痢与产育气虚脱肛

党参（去芦，米炒）二钱，炙耆、白术（净炒）、肉蔻霜、茯苓各一钱五分，怀山药（炒）二钱，升麻（蜜炙）六分，炙甘草七分。加生姜二片煎，或加制附子五分。（《不知医必要》参芪白术汤）

3. 治服寒潦竣剂，以致损伤脾胃，口舌生疮

党参（焙）、黄芪（炙）各二钱，茯苓一钱，甘草（生）五分，白芍七分。白水煎，温服。（《喉科紫珍集》参耆安胃散）

4. 治小儿口疮

党参一两，黄柏五钱。共为细末，吹撒患处。（《青海省中医验方汇编》）

四、临床报道

1. 治疗高脂血症

党参、玉竹各1.25g，粉碎，混匀，制成4个蜜丸，每次2丸，日服2次，连服45天

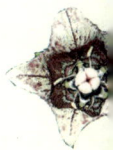

为1个疗程。治疗50例，总有效率为84%。〔辽宁中医杂志　1980；（1）：6〕

2. 治疗低血压病

（1）党参、黄精各30g，炙甘草10g，每日1剂，治疗贫血性、感染性、直立性、原因不明性低血压10例，均获近期痊愈。〔中级医刊　1981；（12）：31〕

（2）党参、枳壳、炙甘草各15g，白术10g，黄芪30g，当归6g，黄精18g。随证加减用药。水煎分3次饭后服，连服6剂为1疗程。治疗慢性低血压300例，结果：显效260例，有效20例，无效20例。〔福建中医药　1991；22（4）：28〕

（3）党参30g，五味子10g，麦冬、桂枝、甘草、当归各15g。治疗低血压40例，结果：显效28例，有效11例，无效1例。〔湖北中医杂志　1991；13（6）：15〕

3. 治疗放疗化疗所致造血功能障碍

潞党参花粉16g，分2次用温水冲服，连服30天。治疗因放疗化疗所致白细胞减少症26例，显效23例，有效2例，无效1例；贫血10例，治疗后显效6例，无效4例；血小板减少5例，治疗后显效4例，无效1例。〔中医杂志　1987；28（11）：25〕

4. 治疗结石性肾绞痛

党参、茯苓各30g，附子15g，生姜6g，制乳香12g，制没药10g。随证加减。治疗30例，服药1～3天后肾绞痛消失28例，缓解1例，无效1例。〔浙江中医杂志　1992；27（2）：56〕

5. 治疗银屑病、囊肿性痤疮

党参50g，白术20g，茯苓25g。水煎3次，混合后每日早晚各服1次，连续1个月。

治疗银屑病15例，其皮疹消退范围在50%以上；治疗囊肿性痤疮5例，其脓疱基本消退或明显减少。20例患者服药后IgG明显升高。〔新医药学杂志　1979；（6）：60〕

6. 治疗功能性子宫出血

党参30~60g，水煎，早晚分服，在月经期连服5天。治疗37例，痊愈5例，显效14例，有效10例，无效8例。部分患者血止后，再酌情服人参归脾丸、乌鸡白凤丸等以巩固疗效。〔浙江中医杂志　1986；（5）：207〕

7. 治疗小儿低热

党参15g，白术、茯苓各6g，炙甘草3g，山药10g。治疗30例，皆愈。〔浙江中医杂志　1990；25（10）：449〕

8. 治疗小儿营养性贫血

炒党参、南沙参、丹参各15g，淫羊藿、仙鹤草、焦三仙各10g。随证加减。治疗小儿营养性小细胞性贫血46例，结果：显效29例，有效14例，无效3例。〔吉林中医药　1991；（4）：24〕

9. 治疗婴幼儿虚寒证腹泻

党参9g，焦白术5g，干姜、炙甘草各3g，白茯苓6g，生苡米、粳米各10g，置铁锅内同炒，炒至粳米、苡米呈焦黄色同煎。取汁温服，日1剂。治疗100例，服2剂泻止者19例，服3剂泻止者58例，服4剂泻止者12例，服5剂泻止者10例，无效1例。〔江西中医药　1991；22（6）：56〕

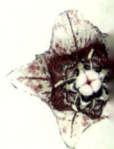

10. 抑制或杀灭麻风杆菌

党参、重楼（蚤休）、刺包头根皮（楤木根皮）各等量。将党参、重楼研成细粉；再将刺包头根皮加水适量煎煮三次，将三次煎液浓缩成一定量（能浸湿党参、重楼细粉）的药液，加蜂蜜适量，再将重楼、党参细粉倒入捣匀作丸，每丸三钱重；亦可做成膏剂。日服三次，每次一丸，开水送服。（北京中医学院《新医疗法资料汇编》）[31-32]

第三节　党参的其他应用

一、药品应用

据药智网统计，党参中药方剂106条，中成药处方636条。据《全国中成药产品目录》统计，有300余种中成药含有党参。另外党参还用作动物用药方剂，包括禽药方、猪药方等。根据《中国药典》（2010年版）成方制剂和单位制剂统计结果知，共有73个制剂使用党参作为原材料，大部分制剂都作补气、养血、健脾胃之用，制剂剂型主要有丸剂、胶囊、煎剂、冲剂、糖浆剂、口服液、煎膏剂等。具体如下：

乙肝益气解热颗粒、十全大补丸、八珍丸、八珍益母丸、八珍益母胶囊、川康宁糖浆、山东阿胶囊、千金止带丸、女金丸、小儿腹泻宁糖浆、小柴胡片、小柴胡颗粒、开胃健脾丸、天王补心丸、止痛化癥胶囊、牛黄降压丸、升气养元糖浆、心通口服液、龙牡壮骨颗粒、孕康合剂、再造生血丸、当归拈痛丸、全鹿丸、安宫降压丸、如意定喘片、妇科千金片、肠胃宁片、补中益气丸、补脾益气丸、阿胶补血口服液、附子理中丸、驴胶补血颗粒、固本咳喘片、固本统血颗粒、固本益肠片、金花明目丸、金蒲胶囊、参乌健脑胶囊、参茸白凤丸、参茸保胎丸、茵芪肝复颗粒、柏子养心丸、胃脘舒颗粒、胃舒宁颗粒、香砂六君丸、复方阿胶浆、复芪止汗颗粒、复脉定胶囊、养心氏片、养阴降糖片、养胃颗粒、除湿白带丸、桂芍镇痫片、桂附理中丸、健胃愈疡颗粒、健脾丸、健脾生血片、健脾糖浆、益气养血口服液、益脑宁片、调经止痛片、通乳颗粒、通络养心丸、理中丸（党参理中丸）、虚寒胃痛颗粒、补肾添精膏、颈复康颗粒、蛤蚧补肾胶囊、舒心糖浆、障眼明片、镇心痛口服液。[6]

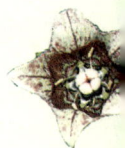

二、保健品应用

截止到2013年底，国家食品药品监督管理总局（SFDA）数据库显示，目前已批准上市的国产保健食品约13 000个，进口保健食品约700个。每年批准上市的保健品稳中有升。

保健品按功能分为27类，针对不同体质的特殊人群，开发相应的保健食品，用于改善人们的健康状态。增强免疫力、缓解体力疲劳、辅助降血脂居我国国产保健品功能排名前三名。

党参具有多种功能，我国已获批的党参国产保健品食品有178个品种，多用于增强免疫力、改善营养性贫血和缓解体力疲劳等方面的保健，如参芪贞胶囊、党参黄芪口服液、驴胶补血颗粒、党参蜂蜜、十全酒等。据SFDA数据库统计，党参保健品功效如下：增强免疫力（42个），改善营养性贫血（30个），缓解体力疲劳（21个），改善肠胃功能（17个），促进消化（5个），祛黄褐斑（4个），降血脂（2个），保护肝损伤（2个），提高缺氧耐受力（2个），保护辐射危害（2个），抗氧化（1个），改善睡眠（1个），促进泌乳（1个）以及缓解视疲劳（1个），申报2个及以上功能者，按第一功能为主。[6]

三、食品应用

党参具有类似人参的滋补功效，还富含大量的营养成分，含糖苷类、皂苷、脂肪、微量元素和多种氨基酸等营养物质。为此，党参逐渐出现在百姓餐桌上，人们还开发出党参系列食用产品，达到滋补保健的目的。

党参配以不同食药材制作的各种泡酒，能达到良好的滋养或治疗效果。党参配红枣制成参枣酒，适合气短咳嗽、食欲不振、腹泻等人群，而党参枸杞酒同样适用于脾虚面黄、食少倦怠等。猴头补酒则是将猴头浸出液和几种名贵药材（党参、黄芪、当归、白术等）浸出液混合加到糯米陈酿的基酒而得，适合老年人饮用，具有补脾健胃、补血补气、健身防癌的功效。某公司公开了一种纹党参酒及其制备方法，表明该酒具有生血活血、养血补气、健脾养胃、健脑益智、养颜美容、舒筋解酒的效果。以党参为辅料制作的异蛇酒，富含人体需要的多种氨基酸和丰富的微量元素，还能补充牛磺酸，对风湿性病症疗效显著，是"食以养生，药以祛病"的良品。怀化市中医院制剂解风酒由包括当归、川芎、黄芪、五加皮、党参、三七等31种中药组成，在治疗中晚期类风湿关节炎方面同样效果显著，且无明显不良反应。

在夏天，人们常用党参烹饪营养的药膳粥、参苓术鱼汤等改善食欲不振、体虚无力等症状。常用黄精、党参、山药与母鸡炖汤来缓解精力疲惫、体力及智力下降，女性补血药膳方中同样常见党参。有专家提示，将党参与其他食物或中药配伍为药膳，能防病治病，强身健脑。

党参具有多种活性成分，表现出多种药理活性，味甘、性平，功效上比人参较弱，但适合各种气虚不足的人，常用于食疗养生，受广大药膳爱好者的青睐，常与黄芪、陈皮等配伍做药膳。除此之外，市场上已有党参咀嚼片、党参茶、党参饮料、党参膏滋、党参口服液、党参火锅底料等食用产品，党参作为药品、保健食品、新食品原料开发都有着广阔前景与价值。[6]

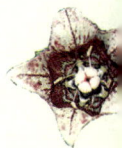

附录一　党参种子质量标准与检验方法

　　苏宁宁等[33]于2009—2010年先后调查了甘肃、山西、四川三省共8个县，共搜集了44份种子，并参照国家《农作物种子检验规程》标准GB/T 3543.3—1995，对党参种子进行了检验方法的研究并对新种子的主要指标进行了测定，建立了党参种子质量分级标准，最后结合党参种子检验方法及质量分级标准，提出了党参种子标准。

1. 范围

　　本标准规定了党参种子质量要求、种子分级、分等和检验。

　　本标准适用于党参种子生产者、经营者和使用者。

2. 规范性引用文件

　　下列文件中的条款通过本标准的引用而成为本标准的条款。凡是注明日期的引用文件，其随后所有的修改单（不包括勘误的内容）或修订版均不适用于本标准，然而，鼓励根据本标准达成协议的各方研究是可使用这些文件的最新版本。凡是不注日期的引用文件，其最新版本适用于本标准。

　　如：GB/T 3543.1—3543.7《农作物种子检验规程》

　　《中华人民共和国药典》（2015年版）（一部）

3. 术语和定义

3.1 净种子

送验者所叙述的种（包括该种的全部植物学变种和栽培品种），其构造凡能明确的鉴别出它们是属于所分析的（已变成菌核、黑穗病孢子团或线虫瘿除外），包括完整的种子单位和大于原来种子1/2的破损种子单位都属于净种子。即使是未成熟的、瘦小的、皱缩的、带病的或发过芽的种子单位都应作为净种子。

3.2 其他植物种子

除净种子以外的任何植物种子单位，包括杂草种子和异作物种子。其鉴定原则与净种子相同。

3.3 杂质

除净种子和其他植物种子外的种子单位和所有其他物质和构造。包括：

①明显不含真种子的种子单位。

②破裂或受损伤的种子单位的碎片为原来大小的一半或不及一半的。

③脆而易碎、呈灰白色、乳白色的菟丝子种子。

④脱下的不育小花、空的颖片、内外稃、稃壳、茎叶、球果、鳞片、果翅、树皮碎片、花、真菌（如麦角、菌核、黑穗病孢子团）、泥土、砂粒、石砾及其他非种子物质。

3.4 正常幼苗

在良好土壤及适宜水分、温度和光照条件下，具有继续生长发育成为正常植株

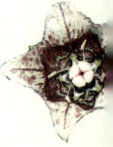

的幼苗。党参的正常幼苗包括从发芽开始一直到发芽计数时间结束，幼苗都能一直正常生长，并且长出两片展开的，呈叶状的绿色子叶。

3.5 不正常幼苗

生长在良好土壤及适宜水分、温度和光照条件下，不能继续生长发育成为正常植株的幼苗。党参的不正常幼苗是指虽已萌发，但由于初生感染（病原来自种子本身）引起，使幼苗主要构造发病和腐烂，并妨碍其正常生长者或者由于生理紊乱导致的胚轴未萌发子叶便已枯萎的幼苗。

3.6 发芽计数时间

根据适宜发芽条件下的发芽表现，确定初次计数和末次计数时间。在初次计数时，把发育良好的正常幼苗从发芽床中捡出，对可疑的或损伤、畸形或不均衡的幼苗可以留到末次计数。在党参发芽试验中，以达到10%发芽率的天数为初次计数时间，初次计数时间一般在第3～5天，党参发芽周期一般为11天，末次计数时间为第11天。

3.7 发芽势

种子发芽初期（规定日期内）正常发芽种子数占供试种子数的百分率。种子发芽势高，则表示种子活力强，发芽整齐，出苗一致，增产潜力大。党参种子在发芽的第7天，发芽率开始迅速增加，所以党参种子发芽势为第7天正常发芽种子数占供试种子数的百分率。

4. 质量分级标准

依据种子净度、水分、千粒重和发芽率将党参种子分级，如表附1-1。

表附1-1　党参种子质量分级标准

指标	级别		
	一级	二级	三级（不合格）
发芽率（%）≥	93.35	76.47	17.15
水分（%）≤	6.799	8.504	8.773
千粒重（g）≥	0.3100	0.3016	0.2867
净度（%）≥	87.78	85.93	73.90

5. 检验方法

5.1 扦样

扦样只能由受过扦样训练、具有实践经验的扦样员（检验员）担任。

（1）扦样前准备：扦样前，扦样员应向种子经营、生产、使用单位了解该批种子的堆装混合、贮藏过程中有关种子重量的情况。

（2）扦取初次样品：参照GB/T 3543.2—1995规程，党参种子应选取单管扦样器扦样，扦样袋数应根据种子批袋装（容器）的数量确定扦样袋数，表附1-2的扦样袋数应作为最低要求。

表附1-2　袋装的扦样袋数

种子批的袋数（容器数）	扦取的最低袋数（容器数）
1～5	每袋都取样

续表

种子批的袋数（容器数）	扦取的最低袋数（容器数）
6～15	不少于5袋
15～30	每3袋取样1袋
30～50	不少于10袋
50～400	每5袋取样1袋

（3）配制混合样品：若初次样品基本均匀一致，则可将其合并成混合样品。

（4）送验样品的分取及最小量：送验样品分取采用四分法，将混合样品减到规定的数量。若混合样品的大小已符合规定，即可作为送验样品。根据药材种子的生产水平状况，参照与查找95规程中所列124种作物品种中，类似千粒重相近的其他属植物的限量，暂定如下：

党参：送验样品总重量100g。其中净度分析试样10g，真实性与品种纯度送验样品20g，水分测定送验样品50g。

（5）送验样品的包装和发送：供水分测定用的样品应装入防湿容器内；与发芽试验和净度有关的送验样品不应装入密闭防湿容器内，可用布袋或纸袋包装。保留样品（封存样品）要在适宜条件下（低温、低湿、干燥）保存一个生长周期。党参样品包装封缄好后，应尽快送至检验室，不得延误。送验样品发送时必须附有扦样单（证书），并由双方签字。

（6）试验样品的分取：检验机构接到送验样品后，首先将送验样品充分混合，然后用四分法分取供各项测定用的试验样品，其重量必须与规定重量相一致。重复样品须独立分取，在分取第一份试样后，第二份试样或半试样须将送验样品一分为二的另一部分中分取。扦样后，必须立即填写扦样单（证书），并由双方签字。

5.2　净度分析

5.2.1　试验样品的分取

净度分析的试验样品应按扦样中规定的方法，从送验样品中用四分法分取，试验样品重量应在1.5～2.5g。

净度分析可用规定重量的一份进行分析。试样样品须称重，以"g"表示，精确至小数点后三位。

5.2.2　试样的鉴定与分离

（1）先用0.9mm的检验筛反复分离种子，大部分试样种子和细小的砂粒，泥土留在筛下，筛上的是一些植物茎、叶、其他植物种子和一些大型砂粒。

（2）将筛下的种子与尘粒的混合物用纸包住，反复揉搓，目的是将尘粒揉细，以便更好地筛掉。然后再把混合物用孔径0.5mm的筛子反复筛，大部分的试样种子留在筛上，筛下的是一些细小的尘粒。

（3）将各层混合物分别放在相应的器皿里，借助放大镜和镊子在试验台按样品顺序逐粒观察鉴定。将净种子与其他植物种子、杂质分开，并放入相应的器皿内，分别称重。

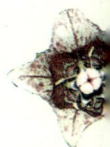

5.2.3 结果报告

（1）重量增失：将分析后的各种成分重量之和与原始重量比较，核对分析期间物质有无增失。若增失差超过原始重量的5%，则必须重做。

（2）试样分析：所有成分的重量百分率应计算到一位小数。其百分率的分析必须根据分析后的各成分重量总和计算，而不是根据试验样品的原始重量计算。

（3）重复间误差：两份试样各成分实际的差距不得超过GB/T 35433—1995《农作物种子检验规程》中的净度分析中容许差距，若所有成分都在允许范围内，则取其平均值；若超过，则再分析一份试样，若分析后的最高值和最低值差异没有大于允许误差两倍时，则填报三者的平均值。如果其中的一次或几次显然是由于差错造成的，那么该结果须去除。

（4）修约：分析结果应保留1位小数，各种成分的百分率总和必须为100%。小于0.05%的微量成分在计算中除外，如果其和是99.9%或100.1%，从最大值部分增减0.1%。

5.3 发芽试验

5.3.1 数取试验样品

试验样品须是当年采收的新种子，然后从混合均匀的净种子中随机取400粒，每重复100粒，将种子均匀地排在湿润的发芽床上，粒与粒之间要保持一定的距离。

5.3.2 发芽条件

党参种子的最佳发芽条件为温度20℃，光照2400 lx，纸床，光照条件为白天12

小时，晚上12小时。

5.3.3　幼苗鉴定和观察计数

党参种子的发芽标准为突破种皮的胚轴长度到达种子自身的长度并且开始出现绿色的嫩芽为发芽。在计数过程中，发育良好的正常幼苗应从发芽床中捡出，对可疑的不正常幼苗通常到末次计数，对试验过程中出现的严重腐烂的种子则随时捡出。

5.3.4　发芽管理

在种子发芽期间，发芽床应始终保持湿润，切忌断水，也不能水分过干。对于纸床可以用喷雾轻轻喷洒水，以保持湿润。温度应保持在所需温度的±2℃范围内。如发现霉菌滋生，应及时取出。当发霉种子超过5%时，应调换发芽床，以免霉菌传开。如发现腐烂死亡种子，则应将其除去并记载。

5.3.5　结果报告

试验结果以粒数的百分率表示。当一个试验的四次重复，正常幼苗百分率都在最大允许差距内（GB/T 35434—1995《农作物种子检验规程》），则其平均数表示发芽百分率。

5.4　水分测定

种子的水分极易受外界环境条件的影响，所以在测定过程中要尽量避免水分的增失，如送检样品必须装在防湿容器中；样品接受后立即测定；测定过程中取样、磨碎和称重操作迅速。水分测定要求在相对湿度70%以下的室内进行。

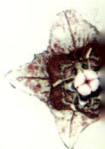

5.4.1 高温磨碎烘干法

（1）用小匙充分搅拌样品，从中取出整粒种子15～20g，将种子用小型粉碎机粉碎2分钟左右，然后再称取4.5～5.0g的种子粉末，粉碎后的种子呈棕色，且至少有50%的成分能通过0.5mm筛孔的金属丝筛，每个样本做两次重复。

（2）先将样品盒预先烘干、冷却、称重，并记下盒号，然后将试样放入预先烘干和称重过的样品盒内，再称重（精确至0.001g）。将烘箱预热至140～145℃，打开箱门5～10分钟后，烘箱温度须保持130～133℃。

（3）5小时后，用坩埚钳或戴上手套盖好盒盖（在箱内加盖），取出后放入干燥器内冷却至室温称重。

（4）取样时勿直接用手触摸种子，而应用勺或铲子。在实验过程中，应防止种子颜色由棕色变成黑棕色或黑色，以防分解水的流失。

5.4.2 结果计算和报告

根据烘后失去的重量计算种子水分百分率，若一个样品的两次测定之间的差距不超过0.2%，其结果可用两次测定值的算术平均数表示。否则，重做两次测定。

党参种子，易干燥，种子水分含量最低的为5.251%，最高的为10.12，平均含水量8.23%，远低于其他农作物种子一般水分含量（13%～15%）的要求。

5.5 真实性鉴定

5.5.1 种子形态鉴定

种子的形状和颜色在遗传上是相当稳定的性状（但也受成熟期间气候条件和种

196

子本身成熟度的影响），不同品种之间往往存在着显著差异，因此是鉴别植物种和品种的重要依据。

随机从送验样品中数取400粒种子，鉴定时须设重复，每个重复不超过100粒种子。根据种子的形态特征，必要时可借助扩大镜等进行逐粒观察，必须具有标准样品或有关资料。

党参种子形态：党参种子形状基本一致均呈卵状椭圆形，表面棕褐色或浅褐色，具有光泽圆钝，基部具一圆形凹窝状深褐色种脐，胚乳均为半透明，含油分，胚位于中央，为直型胚，呈勺形或松子形，乳白色，子叶两枚。但是在颜色和大小上存有差异，其中山西平顺的党参种子颜色最深呈棕褐色，甘肃崛县和四川野生的种子颜色最浅呈棕黄色，其他地方均呈棕红色。在大小上，四川野生种子最短，其他地方种子大小一致。

各地党参种子的长度范围为1.14～1.48mm，宽度范围为0.60～0.78mm之间，千粒重为0.252～0.324g。

5.5.2 蛋白质电泳鉴定

（1）样品制备：从党参种子中提取全蛋白，并且所提的样品浓度经酶标仪定量后为7.5μg/μl，每次上样量为20μl.

（2）电泳：电泳方法采取SDS-PAGE电泳，所需分离胶浓度为10%，浓缩胶浓度为5%。电泳完成后染色，脱色。

（3）真实性鉴定的结果：经过5次重现性试验后计算其谱带数和泳动率。并据此

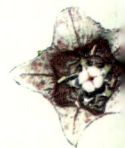

分析不同党参品种蛋白质水平上的差异。

5.6 种子重量测定

5.6.1 测定程序

党参种子很小，其重量测定采用了一千粒法。

（1）将净种子混合均匀，从中随机取试样2个重复，每个重复1000粒。

（2）将两个重复分别称重（g），称重结果保留4位小数。

（3）计算两个重复的平均重量及重复间误差。重复间误差即两份重复的差数与平均数之比，重复间误差不应超过5%，若超过应再分析第三份重复，直至达到要求，取差距小的两份计算测定结果。

5.6.2 结果计算和报告

党参种子千粒重一般低于1.0000g，因此结果应保留4位小数。

种子的大小虽然是遗传特性之一，但受生长环境和栽培条件的影响较大。所以千粒重不能作为鉴定品种的依据，千粒重多用来作为衡量种子品质的重要指标之一。

5.7 生活力测定

5.7.1 测定程序

（1）试剂配制：称取四氮唑（TTC）粉剂1g溶于100ml的缓冲液中即成1.0%的溶液。0.1%浓度溶液可用蒸馏水配制，如pH值不在6.5～7.5范围内，则采用缓冲液来配制。配成的溶液须贮存在黑暗处或棕色瓶里。

磷酸缓冲液的配制方法是，先配好两种母液：

母液 I：称取9.078g KH₂PO₄溶于1000ml蒸馏水中。

母液 II：称取9.472g Na₂HPO₄或11.876g Na₂HPO₄·2H₂O溶解于1000ml的蒸馏水中。取母液 I 2份和母液 II 3份混合即成缓冲液。

（2）样品准备：从试验样品中做3个重复，每个重复200粒，为提高染色的均匀度，通常党参种子在染色前要进行预湿和穿孔。

预湿：每份种子在30℃的恒温箱中浸泡8小时。

种子穿孔：在解剖镜下用镊子轻轻压住种子，用解剖针在种孔对面轻轻穿一小孔，以防刺伤胚，若在此过程中不小心将胚挤压出来，应重新取种子重刺孔。

（3）染色：将已准备好的种子样品放入染色盘中，加入1%浓度的四氮唑液以完全淹没种子，移置温度在40℃的黑暗或弱光下进行3小时染色反应。染色已很明显时，倒去四氮唑液，用清水冲洗。

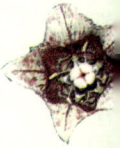

（4）观察鉴定：观察时用镊子将种子胚轻轻挤压出来。

5.7.2 生活力鉴定标准

根据胚和胚乳组织的染色反应来区别组织有无生活力。凡胚的主要构造或有关营养组织全部染成有光泽的鲜红色为有生活力的种子，否则为无生活力种子。因此有生活力的党参种子包括：

①种胚全部为红色，胚顶端颜色偏深的；

②胚轴为淡红色，胚顶端以及胚两端为红色；

③整个胚为均一的红色；

④整个胚染色浅。

无生活力的党参种子包括：

①胚全部为白色；

②只有胚顶端染色，胚轴无色。

5.7.3 结果计算和报告

计算各个重复中有生活力的种子数，用百分率表示。

5.8 种子健康检验

5.8.1 测定程序

（1）种子外部带菌检测

从每份样品中随机选取200粒种子，放入50ml锥形瓶中，加入20ml无菌水充分振荡，吸取悬浮液1ml以2000转/分钟的转速离心10分钟，弃去上清液800μl，再加入800μl无菌水悬浮，制成孢子悬浮原液。再吸取100μl悬浮原液，加入900μl无菌水，即得稀释10倍的孢子悬浮液。再从10倍孢子悬浮液吸取100μl悬浮原液，加入900μl无菌水，即得稀释100倍的孢子悬浮液。吸取其中100μl加入到具PDA平板的培养皿中涂匀，相同操作条件下设无菌水空白对照，每处理重复4次。放入25℃恒温箱中，于黑暗条件下培养5天后观察菌落生长情况，计算孢子负荷量。

（2）种子内部带菌检测

从每份样品中随机选取300粒种子，放入5%次氯酸钠溶液中浸泡5分钟，然后用无菌水冲洗4遍，取100粒种子将种子横切，每粒种子弃去一半保留另一半，分别将种子均匀摆放在PDA平板上，每培养皿摆放20粒，4个重复。在25℃恒温培养箱中，于黑暗下培养5天后，观察菌落生长情况。然后统计真菌种类、分离频率和带菌率。

（3）种子带菌鉴定

将分离到的真菌分别进行纯化、镜检和转管保存。根据真菌培养性状和形态特征并参照有关真菌鉴定的工具书进行鉴定。

5.8.2　结果计算和报告

计算孢子负荷量，然后统计真菌种类，分离频率和带菌率，从党参种子健康检验结果来看，种子外表面携带的真菌种类较多，检测出的真菌主要是镰刀菌，而镰刀菌和党参的根腐病有关。

6. 结果报告

检验项目结束后，按照结果报告的有关章条规定填报种子检验结果报告单。如果某些项目没有测定而结果报告单上是空白的，应在这些空格内填上"未检验"字样。

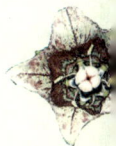

附录二　党参良种繁育技术

一、党参良种繁育技术规程

前言

本标准按照GB/T 1.1—2009给出的规则起草。

本标准由山西农业大学提出。

本标准负责起草单位：山西农业大学。

本标准主要起草人：乔永刚、冯前进、刘根喜、娄金鹏、赵国锋。

1. 范围

本标准规定了术语与定义，种子质量要求与检验方法，良种繁育环境条件，育苗，移栽，田间管理，采种，种子检验、分级、包装与贮藏。

本标准适用于党参种子的生产、繁育与管理。

2. 规范性引用文件

下列文件对于本文件的应用是必不可少的。凡是注日期的引用文件，仅所注日期的版本适用于本文件。凡是不注日期的引用文件，其最新版本（包括所有的修改单）适用于本文件。

GB 3095《环境空气质量标准》

GB/T 3543.2《农作物种子检验规程扦样》

GB/T 3543.3《农作物种子检验规程净度分析》

GB/T 3543.4《农作物种子检验规程发芽试验》

GB/T 3543.6《农作物种子检验规程水分测定》

GB/T 3543.7《农作物种子检验规程其他项目检验》

GB 5084《农田灌溉水质标准》

GB 15618《土壤环境质量标准》

3. 术语与定义

下列术语和定义适用于本标准。

3.1 党参

本标准指桔梗科党参属植物党参。

4. 种子质量要求与检验方法

4.1 种子质量

党参种子应符合表附2-1的要求，其中任一项不合格即视为不合格种子。

4.2 种子质量检测方法

4.2.1 扦样

方法依照GB/T 3543.2《农作物种子检验规程扦样》

4.2.2 净度检测

依照GB/T 3543.3《农作物种子检验规程净度分析》

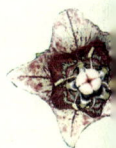

4.2.3 发芽率检测

依照GB/T 3543.4《农作物种子检验规程发芽试验》

4.2.4 种子含水量检测

依照GB/T 3543.6《农作物种子检验规程水分测定》

4.2.5 种子生活力检测

依照GB/T 3543.7《农作物种子检验规程其他项目检验》

表附2-1　合格党参种子质量要求

项目	指标
净度（%）≥	80
千粒重（g）≥	0.26
生活力（%）≥	75
发芽率（%）≥	55
水分（%）≤	10

5. 良种繁育环境条件

5.1 环境空气

要求达到国家大气环境质量GB 3095二级以上标准。

5.2 灌溉水

要求达到国家农田灌溉水GB 5084二级以上标准。

5.3 土壤环境

要求达到国家土壤质量GB 15618二级以上标准。

6. 育苗

6.1 苗床选择与整地

党参育苗选择排水良好的砂壤土地，前茬作物为禾本科或豆科作物。秋季整地，深翻20～25cm，每亩施3000～4000kg无害化腐熟农家肥和20kg过磷酸钙作基肥。

6.2 种子选择

种子选用优良党参品种原种并经检验为符合本标准条款3.1的合格种子。

6.3 播种

地温稳定在10℃以上即可播种。种子与细土或草木灰拌匀撒播，覆盖厚0.5～1cm的细土，镇压并遮阴覆盖（遮阴度90%～95%），每亩播种量为2～3kg。

6.4 苗床管理

幼苗出土后，逐步减少覆盖物，待苗高15cm时全部去除覆盖物。及时拔除杂草。苗高5～7cm时间苗，苗距1～3cm。秋季地上部分枯黄后，将地上部分割掉，及时清除出育苗田。

6.5 种苗采挖与分级

党参种苗在当年秋季或第二年春季移栽时采挖，种苗收获后分级整理。合格党参种苗的标准为，具有山西道地药材潞党参栽培种的典型性，主根粗而长，12cm以上，发育均匀，分叉少，皮色正，无破损，无病虫危害。合格党参种苗及时移栽，

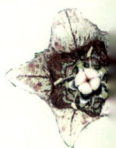

205

当天不栽应假植保存。

7. 移栽

7.1 选地与整地

选择土层深厚排水良好的地块。前茬作物为禾本科或豆科作物。良种繁育田与其他党参栽培田空间隔离直线距离大于500m。秋季收获作物后深翻20～25cm，施入3000～4000kg的腐熟农家肥，移栽前耙耱。

7.2 种苗消毒

50%的多菌灵800倍液浸泡种苗10分钟。

7.3 移栽时间

秋栽于土壤封冻前进行；春季移栽于土壤解冻后，种苗萌芽前均可进行。

7.4 移栽方法

移栽行距为30cm，株距10～12cm。开沟，深20～25cm，参苗斜放于沟内，根系要自然舒展，覆土超过根头2~3cm，压实。每亩种苗量20～35kg。

8. 田间管理

8.1 除草

党参出苗后根据杂草生长情况及时中耕除草，封行后停止松土，有大草后及时拔除。

8.2 水肥管理

党参良种繁育田田间相对持水量低于65%时，及时浇水。雨季挖好排水沟，明沟排水。

在党参出苗后，每亩追施10kg尿素，党参开花前每亩施25～30kg的过磷酸钙。

8.3　搭架

当苗高30cm时，及时用架竿搭架。

8.4　疏花打顶

党参开花后，及时摘除过密的花蕾，每株保留10～12个花枝，每个花枝保留2～3朵花。党参高70～80cm时，及时打顶。

9.　采种

党参果实呈黄白色，种子变褐色时采收。党参种子可随熟随采，分期采收，也可以在绝大部分种子成熟时，一次性割取参蔓和果实，阴干，摘果并破碎，筛取党参种子。亩产种子12～15kg。种子采收后割去枝蔓，清洁田园，地下部分越冬，党参良种繁育田可连续采收种子多年。

10.　种子检验、分级、包装与贮藏

党参种子检验方法依照第3章的内容执行。合格党参种子用遮光、防潮材料包装，包装处注明物种名称、数量、质量指标、产地、贮存时间等，党参种子经包装后置于凉爽干燥处贮藏。种子贮藏年限1年。

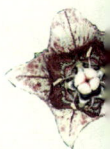

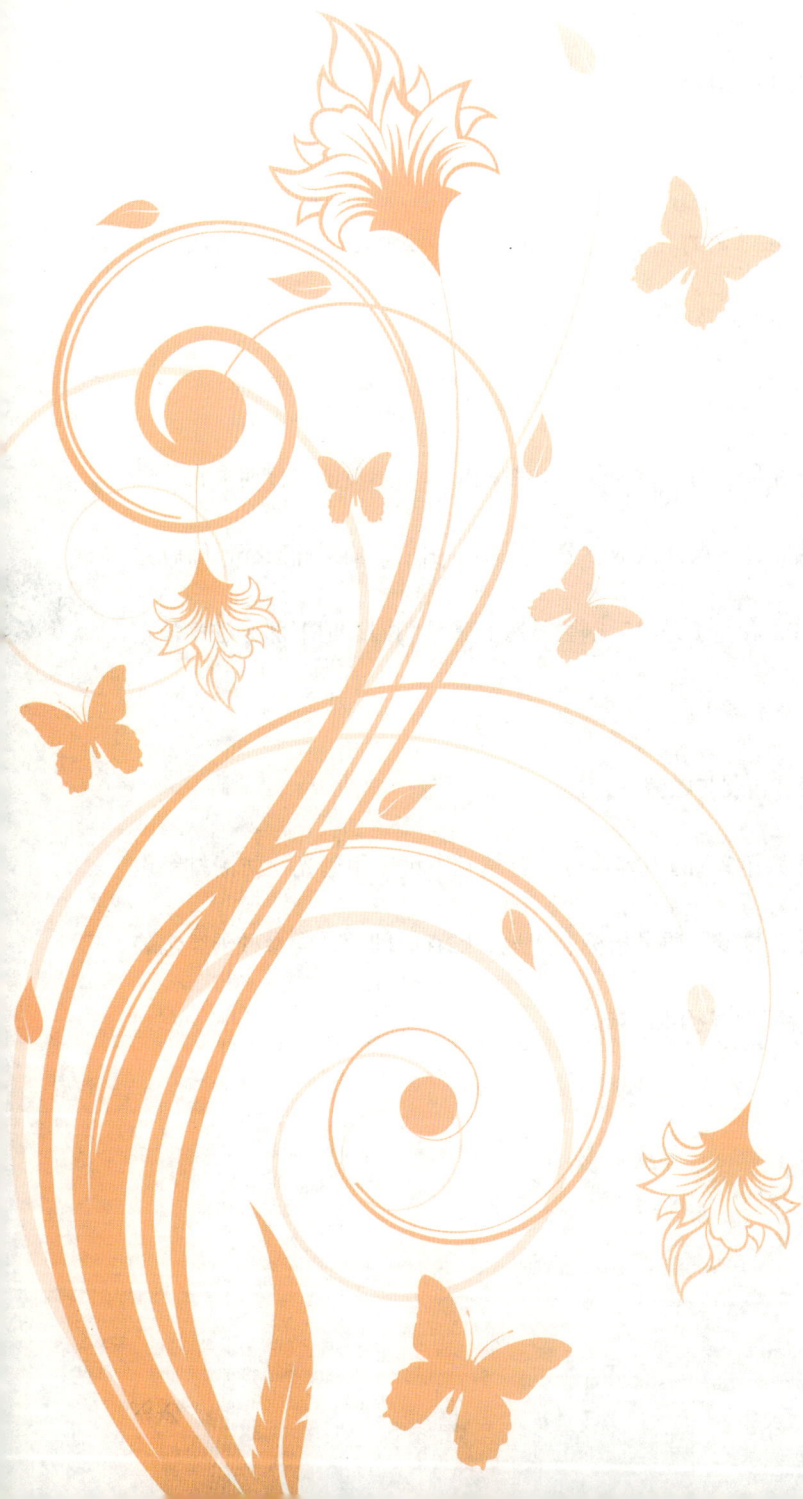

参考文献

［1］邹荫甲. 党参的本草学考证［J］. 中草药，2000，31（6）：68-69.

［2］中国植物志编委会. 中国植物志：第73（2）卷［M］. 北京：科学出版社，1983：40-41.

［3］中国植物志编委会. 中国植物志：第73（2）卷［M］. 北京：科学出版社，1983：43-45.

［4］徐永福. 川党参［DB/OL］. 中国植物图象库，2014.

［5］中国植物志编委会. 中国植物志：第73（2）卷［M］. 北京：科学出版社，1983：32-37.

［6］赵江艳.潞党参与常用商品党参质量比较研究及潞党参质量标准制订［D］. 太原：山西医科大学，2014.

［7］张向东，高建平，曹铃亚，等. 中药党参资源及生产现状［J］. 中华中医药学刊，2013，31（3）：496-498.

［8］毕红艳，张丽萍，陈震，等. 药用党参种质资源研究与开发利用概况［J］. 中国中药杂志，2008，33（5）：590-594.

［9］赵云注，李占林，田洪岭，等. 党参种质资源生态多样性研究［J］. 中国农学通报。2007，23（11）：361-366.

［10］何春雨，张延红，蔺海明. 甘肃道地党参生长动态研究［J］. 中国中药杂志，2006，31（3）：285-288

［11］何春雨. 党参高产栽培技术与生长动态研究［D］. 兰州：甘肃农业大学，2004.

［12］李晓霞，海江波，赵国锋. 山西省潞党参野生抚育技术研究［J］. 山西中医学院学报，2012，13（4）：29-31.

［13］李景华. 潞党参栽培法［J］. 中国药学杂志，1959（5）:225-226.

［14］张小龙.陇西道地白条党参种苗培育技术［J］. 现代种业，2015（20）：81-82.

［15］管青霞，李城德. 白条党参栽培技术规程［J］. 甘肃农业科技，2016（8）：83-85.

［16］谢贤明，韦卡娅等.川党参GAP生产操作规程（SOP）（试行）［J］. 现代中药研究与实践，2011，25（5）：6-9.

［17］韦卡娅. 川党参的高效栽培［J］. 农家科技，2012（1）：20.

［18］中国科学院西北植物研究所. 秦岭植物志［M］. 北京：科学出版社，1976.

［19］中国医学科学院.陕西中药志［M］. 西安：陕西人民出版社，1962：112-113.

［20］胡宝平，安宽畅，南方.凤县党参的生长的气候条件与GAP栽培技术［J］. 陕西气象，2007（1）：42-43.

［21］张志勤，王喆之，张海宽，等. 陕西凤党高产栽培技术［J］. 陕西农业科学，2005（5）：138-140.

［22］余启高. 板桥党参的栽培技术［J］. 安徽农学通报，2008，14（13）：202，223.

［23］李成义，魏学明，王明伟，等. 甘肃道地药材党参的本草学研究［J］. 西部中医药，2012，25（2）：12-14.

［24］史耀清. 物产寻宝：魅力长治文化丛书名品卷［M］. 北京：北京燕山出版社，2005.

［25］农产品质量安全监管局. 中华人民共和国农业部公告第1635号［EB/OL］.（2011-09-21）. http: //
www. moa. gov. cnlgovpublic/ncpzlaq/201109/t201109 21_2293081.htm.

［26］国家质量监督检验检疫总局. 关于批准对板桥党参实施地理标志产品保护的公告［EB］.（2006-04-
27）. http: //govinfo. nlc. cn/lnsfz/xxgk/lnscrjjyjyj/201505/t20150527_7270395.

［27］孙海涛. 凤县野生党参亟待保护［N］. 宝鸡日报，2010-10-25（003）.

［28］国家医药管理局.七十六种药材商品规格标准［S］. 北京：中华人民共和国卫生部，1984：6.

［29］国家药典委员会. 中华人民共和国药典：一部［M］. 北京：中国医药科技出版社，2015：281-282.

［30］吕立铭，高娟.党参研究近况［J］. 广东职业技术教育与研究，2016（6）：201-203.

［31］中华本草编委会. 中华本草：第7册［M］. 上海：上海科学技术出版社，1999：603-310.

［32］江苏新医学院. 中药大辞典：下册［M］. 上海：上海科学技术出版社，2005：1837-1839.

［33］苏宁宁. 党参种子检验方法及质量标准的研究制定［D］. 北京：北京协和医学院，2012.

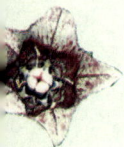

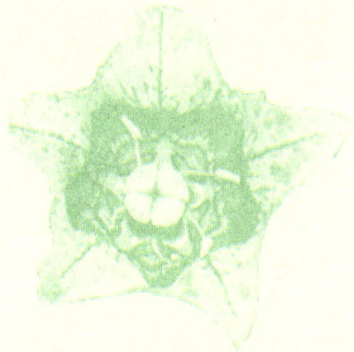